中华医学会精神医学分会组织编著

中国双相障碍防治指南

（第二版）

主　　编　于　欣　方贻儒

编　　委（按姓氏笔画排序）

于　欣　马燕桃　王　刚　方贻儒

吕路线　刘铁榜　杨甫德　杨海晨

李　涛　汪作为　张　宁　陈　俊

赵靖平　郝　伟　胡　建　徐一峰

学术秘书　马燕桃　汪作为

图书在版编目（CIP）数据

中国双相障碍防治指南／于欣，方贻儒主编．—2版．—北京：中华医学电子音像出版社，2015.7

ISBN 978-7-83005-032-0

Ⅰ．①中… Ⅱ．①于… ②方… Ⅲ．①精神障碍-防治-指南 Ⅳ．①R749-62

中国版本图书馆CIP数据核字（2015）第143299号

网址：www.cma-cmc.com.cn（出版物查询、网上书店）

中国双相障碍防治指南（第二版）

主　　编：于　欣　方贻儒
策划编辑：冯晓冬　史仲静
责任编辑：史仲静　裴　燕
文字编辑：范娇娇
校　　对：刘　丹
责任印刷：李振坤
出版发行：中华医学电子音像出版社
通信地址：北京市西城区东河沿街69号中华医学会610室
邮　　编：100052
E-mail：cma-cmc@cma.org.cn
购书热线：010-51322635
经　　销：新华书店
印　　刷：北京虎彩文化传播有限公司
开　　本：850mm×1168mm　1/32
印　　张：8.125
字　　数：190千字
版　　次：2015年8月第2版　　2024年12月第10次印刷
定　　价：50.00元

中国双相障碍防治指南（第二版）
编委名单

于　欣　北京大学第六医院，北京大学精神卫生研究所

方贻儒　上海交通大学医学院，上海市精神卫生中心

赵靖平　中南大学湘雅二医院

马燕桃　北京大学第六医院，北京大学精神卫生研究所

汪作为　上海市虹口区精神卫生中心

刘铁榜　深圳市康宁医院，深圳市精神卫生中心

王　刚　首都医科大学附属北京安定医院

郝　伟　中南大学湘雅二医院

徐一峰　上海交通大学医学院附属精神卫生中心

李　涛　四川大学华西医院

张　宁　南京医科大学附属脑科医院

杨甫德　北京大学教学医院，北京回龙观医院

胡　建　哈尔滨医科大学附属第一医院，哈尔滨医科大学精神卫生研究所

吕路线　新乡医学院第二附属医院，河南省精神病医院

杨海晨　深圳市康宁医院，深圳市精神卫生中心

陈　俊　上海交通大学医学院附属精神卫生中心

内容提要

本书重点对《双相障碍防治指南》（第一版）进行了更新、修订，同时参考了最新国外所发表的CANMAT/ISBD双相指南、并根据我国具体情况采纳“推荐分级”标准。该书可以为临床医师制订有效与合理的治疗决策提供重要的参考依据，内容学术性、实用性强，便于临床专业医务人员学习和掌握。本书的读者主要是在临床第一线工作的精神卫生从业人员，包括精神科专科医师、全科医师、综合医院心理（心身）科医师及其他各科医师，临床社工师以及精神卫生管理人员。

前 言

2007年，由原卫生部疾病预防控制局、中国疾病预防控制中心精神卫生中心和中华医学会精神医学分会牵头，沈其杰教授主编的中国《双相障碍防治指南》（第一版）（北京大学医学出版社出版，以下简称《指南》）第一版正式发布，并在精神科临床工作中得到广泛使用。七年来，《指南》对指导我国精神医学界重视双相障碍识别、开展临床诊治与疾病预防起着重要的指导作用。随着时代进步与学科发展，针对双相障碍等重大精神疾病的临床研究日益增多、与诊治相关的循证证据以及临床经验不断积累，有关双相障碍的疾病理念、诊治防治策略也有了新的证据与经验。因此，中华医学会精神医学分会决定修订与再版重大精神疾病的防治指南。中国双相障碍协作组接受委托，组织国内有关专家，于2014年3月启动对《双相障碍防治指南》（第一版）的修订。

《指南》的修订与再版过程主要遵循以下原则：第一，传承。第二版《指南》虽然重点在治疗，主要是提出针对双相障碍的治疗建议，但依旧保留并采纳“防治指南”的名称；总体格局与相关要素与第一版基本一致。目的是为了适应精神病学临床工作的连贯性与尊重学界习惯。第二，发展。《指南》再版是学科成就与时俱进的必然体现，第二版《指南》在尽可能全方位检索复习循证证据的基础上，由编写工作组有关专家及团队分工写作而成。第三，精研。每一章节内容均经过多次核实、不断修改、多方评审等“锤炼”过程而最终定稿，《指南》文稿由中华医学会精神医学分会常委会批准发布。

《中国双相障碍防治指南（第二版）》撰写由中华医学会精神医学分会委员会、中国双相障碍协作组专家委员会指导，编者由多年来一直从事双相障碍临床和研究工作的精神科医师组成：方贻儒教授（第一章、第四章）、于欣教授（第二章）、刘铁榜教授（第三章）、王刚教授（第四章、第五章）、赵靖平教授（第四章）、郝伟教授（第三章、第五章）、张宁教授（第四章）、李涛教授（第五章）、胡建教授（第五章）、吕路线教授（第六章）、杨甫德教授（第七章）、徐一峰教授（第七章），汪作为医师（第一章）、马燕桃医师（第二章）、杨海晨医师（第二章、第九章）、陈俊医师（第五章、第七章、第九章）。撰稿并讨论后由马燕桃、汪作为医师负责整理统稿，于欣、方贻儒教授组织审阅、修订和定稿。撰写过程中，以下医师做出了重要贡献，他们是：孙静、胡昌清、卞清涛、潘苗、郭万军、徐佳军、辛凤、朱玥。

《中国双相障碍防治指南（第二版）》遵循最新的循证证据，相关的研究是通过检索PUBMED、EMBASE、CBMDISC及CMCC等数据库中近年来、尤其是2000年后有关“双相障碍诊断、治疗”等内容的文献，然后由工作组依据国外最新发表的CANMAT/ISBD双相指南，并根据我国具体情况而采纳“推荐分级”标准。需要强调的是：第二版《指南》参考了第一版《指南》和国际上影响较大，尤其是近期更新的双相障碍治疗指南，包括：加拿大心境和焦虑治疗指导组/国际双相障碍学会（CANMET/ISBD），美国精神病学协会（APA），英国国立卫生与临床优化研究所（NICE），世界生物精神病学联合会（WFSBP），英国精神药理协会（BAP）等的文献评价结果，而非重新评价这些文献。

《中国双相障碍防治指南（第二版）》主要采用的证据标准和推荐标准如下：

证据分级标准

分级	内容
1级	至少2项足够样本量的重复双盲（DB）-随机对照试验（RCT），最好是安慰剂对照试验（RCT），和/或高质量的荟萃分析
2级	至少1项足够样本量的DB-RCT，包含安慰剂或活性药物对照组，和/或具有广泛置信区间的荟萃分析
3级	前瞻性非随机对照试验，或病例报告或高质量的回顾性研究
4级	专家建议/共识

推荐分级标准

分级	推荐强度	内容
A级	优先选择	1级证据+临床支持，疗效和安全性评价平衡
B级	建议选择	3级或以上的证据+临床支持，疗效和安全性评价平衡
C级	酌情选择	4级或以上证据+临床支持，疗效和安全性评价不平衡（证据不充分）
D级	不选择	1级或2级证据，但缺乏疗效

希望通过《中国双相障碍防治指南（第二版）》的广泛应用为规范与治疗双相障碍给予正确指导，为优化临床诊治、提高医疗质量提供合理准则。《中国双相障碍防治指南（第二版）》的读者主要是在临床第一线工作的精神卫生从业人员，包括精神科专科医师、全科医师、综合医院心理（心身）科医师及其他各科医师，临床社工师以及精神卫生管理人员。

于 欣 方贻儒

2015 年 3 月

目　录

第 1 章　双相障碍概要

方贻儒　汪作为

一、疾病概念

双相障碍（bipolar disorder，BD）也称双相情感障碍，一般是指临床上既有躁狂或轻躁狂发作，又有抑郁发作的一类心境障碍。由于在心境障碍的长期自然病程中，始终仅有躁狂或轻躁狂发作者非常少见（约 1%），且这些患者的家族史、病前人格、生物学特征、治疗原则及预后等与兼有抑郁发作的双相障碍临床特征相似，《国际疾病分类》第 10 版（ICD-10）及《美国精神障碍诊断与统计手册》第 5 版（DSM-5）也列入双相障碍。躁狂发作时，表现为情感高涨，兴趣与动力增加，言语行为增多；而抑郁发作时则出现情绪低落，兴趣减少，疲乏，思维、行为迟滞等核心症状。病情严重者常共患/共病焦虑症状和物质滥用，在发作高峰期还可出现敏感、多疑甚或幻觉、妄想，或紧张性症状等精神病性症状。双相障碍一般呈发作性病程，躁狂和抑郁常反复循环、交替往复或不规则等多样形式出现，但也可以混合方式存在。躁狂发作持续 1 周以上，抑郁发作持续 2 周以上。病程多形演变，发作性、循环往复性、混合迁延性、潮起潮落式的病程不一而足，并对患者的日常生活及社会功能等产生不良影响。多次发作之后会出现发作频率加快、病情越发复杂等现象。1898 年，Kraepelin 首先提出躁狂与抑郁同属一个精神疾病单元，并命名为躁狂抑郁性精神病（躁郁症）。1957 年，Leonhard 根据长期随访研究资料，将躁郁症分为单相（unipolar）及双相（bipolar）两个亚组，认为它们可能具有异源性。这一观点得到学界的广泛认同，并被反复引用。但 20 世纪 80 年代以前，北美精神病学界受 Bleuler 学术观点的影响，将许多伴有精神病性症状的双相障碍误诊为精神分裂症。至 1980 年，美国精神病学会出版的 DSM-Ⅲ将双相障碍病程中伴有短期精神病性症状的躁狂或抑郁发作与精神分裂症进行了疾病实质性的区分。

随着双相谱系障碍（bipolar spectrum disorder）日益获得认可，除传统意义上双相障碍Ⅰ型和Ⅱ型外，“阈下双相障碍（subthreshold bipolar disorder）”、甚至情绪不稳或烦躁等亦被归入双相谱系障碍。阈下双相障碍的定义或标准因不同研究而异，可以归类于诊断分类中未特定双相障碍（bipolar disorder not otherwise specified，BP-NOS），美国儿童与青少年学会推荐阈下双相障碍定义为不满足躁狂、轻躁狂或混合发作的病程标准，或心境发作症状不典型。2007 年 Merikangas 等报道的美国双相障碍谱系患病率调查研究中，阈下双相障碍包括三种情况：①既有反复阈下轻躁狂发作（hypomanic episode）史（符合 DSM-Ⅳ轻躁狂发作的所有其他标准并且至少有 2 项 B 症状），又有抑郁发作（major depressive episode）史；②有 2 次或 2 次以上轻躁狂发作史，但无抑郁发作史，伴或不伴阈下抑郁发作；③有反复阈下轻躁狂发作史，但无抑郁发作史，伴或不伴阈下抑郁发作。在最近由世界卫生组织协调的《世界心理健康调查计划》中，阈下双相障碍被简单归纳为阈下轻躁狂发作，具体定义为复合性国际诊断访谈表（CIDI）筛查躁狂的问题中至少 1 项存在，但不符合轻躁狂诊断标准。

躁狂发作（manic episode）被疏漏，尤其是轻躁狂未被正确识别是造成双相障碍漏诊或误诊的主要原因之一。但是由于多数双相障碍患者以抑郁首发，从首发抑郁发作中尽早预测双相障碍也是有效避免误诊的重要手段。有学者对此提出“软双相（soft bipolarity）”概念。软双相是指目前为抑郁发作，且过去的确没有躁狂或轻躁狂发作，但具备某些人口社会学与临床特征，例如女性发病年龄比较早（一般在 25 岁以前），有精力旺盛气质、环性情感气质以及边缘性人格障碍，有双相障碍、自杀、边缘性人格障碍等家族史，病程发作较频繁，晨重夜轻等生物节律性更明显，抑郁发作表现混合性、非典型或激越性等，可以说是“抑郁”演变成双相障碍的过渡概念，亦被称为“假单相”。

二、流行病学概况

（一）国外双相障碍患病情况

西方发达国家 20 世纪 70~80 年代的流行病学调查显示，双相障碍终生患病率为 3.0%~3.4%，90 年代则上升到 5.5%~7.8%。*Goodwin* 等（1990）报道双相障碍Ⅰ型患病率为 1%，双相Ⅰ型与Ⅱ型合并为 3%，若加上环性心境障碍则超过 4%。美国共病再调查数据显示，双相障碍谱系终生患病率为 4.4%，双相障碍Ⅰ型、双相障碍Ⅱ型和阈下双相障碍的终生患病率依次为 1.0%、1.1%和 2.4%，12 个月患病率依次为 0.6%、0.8%和 1.4%。世界卫生组织协调的世界心理健康调查计划纳入美洲、欧洲和亚洲的 11 个国家（中国深圳市参加），该计划报道双相障碍Ⅰ型、双相障碍Ⅱ型和阈下双相障碍的终生患病率依次为 0.6%、0.4%和 1.4%，12 个月患病率依次为 0.4%、0.3%和 0.8%，其中美国最高（双相谱系障碍终生、12 个月患病率分别为 4.4%和 2.8%），印度最低（双相谱系障碍终生和 12 个月患病率均为 0.1%）。韩国一项对大学生流行病学调查采用心境障碍问卷为评估工具，结果显示双相谱系障碍患病率高达 18.6%。最近一项荟萃分析纳入截至 2013 年 1 月发表的 15 项研究，在初级保健机构患者中，以定式精神科访谈为调查工具的双相障碍患病率为 0.5%~4.3%，而以双相障碍筛查问卷为依据的患病率高达 7.6%~9.8%。

（二）中国双相障碍患病情况

目前，我国对双相障碍的流行病学问题还缺乏系统的调查。从现有资料看来，我国不同地区双相障碍流行病学调查得到的患病率相差悬殊。如中国内地 12 地区 1982 年协作调查发现，双相障碍患病率仅为 0.042%（包括仅有躁狂发作者），而中国台湾（1982—1987 年）为 0.7%~1.6%，香港特别行政区（1993）男性为 1.5%、女性为 1.6%。2009 年香港特别行政区双相谱系调查数据显示，躁狂发作、轻躁狂发作和“软”轻躁狂发作（症状仅持续 1~3 天）的终生患病率依次为 2.2%、2.2% 和 10.7%，双相障碍Ⅰ型、Ⅱ型和“软”Ⅱ型 12 个月患病率依次为 1.4%、0.5% 和 1.8%。同期，中国内地 4 省市流行病学调查荟萃结果显示双相障碍Ⅰ型、Ⅱ型的现患病率（月）仅为 0.10% 和 0.03%。在世界心理健康调查计划中深圳市双相障碍Ⅰ型、双相障碍Ⅱ型和阈下双相障碍的终生患病率依次为 0.3%、0.2% 和 1.0%，12 个月患病率依次为 0.2%、0.2% 和 0.8%。中国台湾与香港特别行政区的患病率较接近，但明显高于内地。这种不同地区差别以及上述不同国家差别虽可能与经济和社会状况有关，但更主要的原因可能与诊断分类系统及流行病学调查方法的不同有关。

（三）双相障碍发病危险因素

1. 年龄 双相障碍主要发病于成人早期。一般而言，双相障碍的发病年龄早于抑郁障碍。调查资料显示，双相障碍Ⅰ型的平均发病年龄为18岁，而双相障碍Ⅱ型稍晚，平均为22岁。也有学者提出，双相障碍发病的高峰年龄在15~19岁。中国双相障碍患者诊断评估服务调查（diagnostic assessment service for people with bipolar disorders in China，DASP）中发病年龄双相障碍Ⅰ型28岁，双相障碍Ⅱ型29岁，也明显早于抑郁症（35岁）。综观国内外调查数据，大多数患者初发年龄在20~30岁，25岁以前发病更多见，少数患者更早或更晚发病。

2. 性别　双相障碍Ⅰ型男女患病机会均等，性别比约为1∶1；而快速循环、双相障碍Ⅱ型则以女性多见。男性患者多以躁狂发作的形式发病，而女性患者首次发作大多表现为抑郁发作，或者病程中更多出现抑郁发作和混合发作，更易在更年期和产后发作，这种差异可能与内分泌系统（如性腺和甲状腺）功能紊乱等多种因素有关。因此，经前期紧张综合征、产后抑郁、闭经或多囊卵巢综合征等是双相障碍发病的危险因素。

3. 地域、种族和文化　与抑郁障碍不同，不同国家或地区、不同的种族与文化背景之间，双相障碍的发病率、患病率和表现形式等都非常相似。这些资料提示，双相障碍可能是独立于这些外部环境因素而发病的。近年来，不同国家或地区公布的双相障碍流行病学数据差异的原因在于调查方法、疾病定义和诊断工具等不同，例如传统双相障碍范畴与广义的双相谱系障碍、定式精神科检查与筛查量表等。

4. 季节　部分双相障碍患者的发作形式可具有季节性变化特征，即初冬（10~11月）为抑郁发作，而夏季（5~7月）出现躁狂发作。有资料显示，女性患者具有夏季发作高峰的特点，而男性患者缺乏明显的高发季节。

5. 社会经济状况与抑郁障碍　多见于社会经济地位较低人群，双相障碍发病似乎与社会经济状况缺乏明显的关系。但国外有少数调查结果发现，双相障碍较多发生在高社会阶层人群中。

6. 婚姻及家庭因素 与普通人群相比，双相障碍在离婚或独居者中更常见，双相障碍患者离婚率比普通人群高3倍以上。一般认为，良好的婚姻关系有可能延迟双相障碍的发生，减轻发作时的症状，减少疾病的复发。

7. 人格特征 虽然有较多的证据显示人格特质中的神经质对于抑郁的发病有预测作用，但目前仍缺乏证据显示具有特定人格特质对于双相障碍的发病有影响，仍需要更多的研究。有学者提出，具有环型人格、情感旺盛型人格特征（明显外向性格、精力充沛、睡眠需要少）者易患双相障碍。临床上，遇有这类人格特征的患者出现抑郁发作时，应警惕是否属于双相障碍，或是否会发展成双相障碍，在使用抗抑郁剂治疗时应特别注意诱发躁狂发作的可能，建议按双相障碍处理为宜。

8. 代谢综合征 双相障碍患者的代谢综合征（metabolic syndrome，MS）患病率是普通人群的1.6~2.0倍，流行病学调查提示代谢异常导致双相障碍标准化死亡率提高1.9~2.1倍，代谢综合征也会增加疾病的严重程度和自杀风险。双相障碍患者发生代谢综合征的可能原因是不良的生活方式、药物引起体重增加以及共同的病理机制，后者包括遗传因素、胰岛素抵抗和异常激活的免疫/炎性通路等。

9. 物质滥用 据2007年美国共病再调查报道，双相障碍与物质滥用障碍共病率约42.3%，双相障碍Ⅰ型、Ⅱ型及阈下双相与物质滥用障碍的共病率依次是60.3%、40.4%和35.5%。另一项美国酒精与相关疾病的流行病学调查结果显示，共病酒精使用障碍的双相障碍患者自杀企图风险明显增加（OR=2.25；95%CI：1.61~3.14），并且更可能共病尼古丁依赖和药物使用障碍。双相障碍系统治疗强化方案（systematic treatment enhancement program for bipolar disorder，STEP-BD）研究证实，共病物质使用障碍的双相障碍患者更容易从抑郁发作至躁狂、轻躁狂或混合发作。共病物质使用障碍也会对双相障碍患者的治疗结局产生不良影响，例如治疗不依从性增加、发作和住院更频繁、低缓解率和生活质量下降等。

三、防治现状

20 世纪 50 年代以来，随着抗精神病药应用于精神科临床和精神药理学“里程碑”式的发展，特别是 20 世纪 60 年代以来以锂盐为代表的心境稳定剂的广泛使用，双相障碍的防治水平有了长足的进展。然而，复杂的临床特点常导致双相障碍（尤其是双相抑郁）的临床识别不足与诊治不确定。由此，学界开展了一系列研究探索该疾病的概念与特征，以期深入理解本质，并在临床工作中遵循循证证据，践行有关诊断标准及治疗理念的修正，制定并及时更新相应的治疗指南。尽管如此，目前就全球范围而言，双相障碍的识别率、诊断率和治疗率依然很低；临床上相关治疗选择则是“乱拳迭出”，难言规范，我国双相障碍诊治现状更不敢乐观。

现今，双相障碍的诊断主要依据临床现象学辨析，准确的诊断有赖于医师对该病“情感不稳定性（instability）”本质的识别以及对其波动性、发作性病程的理解。来自欧美国家的统计资料显示，1/3 以上患者在首次出现肯定的双相障碍临床症状后 1 年内寻求专业帮助，但遗憾的是患者要经过平均 8 年或更长时间才能得到确诊，1/3 以上患者甚至需要 10 年以上；69% 的双相障碍患者被误诊单相抑郁（最常见）、焦虑障碍、精神分裂症、人格障碍和精神活性物质滥用等疾病，被误诊者在咨询平均 4 个医师后才被正确诊断；尽管误诊原因可能是患者未报告躁狂症状，但是半数以上患者认为其原因在于医师缺乏双相障碍的知识。双相障碍患者接受治疗的情况更加不能令人满意。美国的调查显示，双相障碍患者发病后要经过平均 10 年才能得到首次治疗，50%以上的现症患者长达5年以上未接受过治疗，其中36%甚至超过10年尚未接受治疗。通过分析2005年1月至2007年12月美国某商业保险数据，显示22 360名儿童与青少年患者因双相谱系障碍住院1次或门诊2次及以上，但是在诊断后接受30天以上精神药物治疗的患者比例非常低，2005年、2006年和2007年该比例依次为0.24%、0.26%和0.26%。

上述资料的代表性是否良好尚不得而知，也反映出西方发达国家对双相障碍的诊疗状况存在不足，包括中国在内的发展中国家情况可能更为严重。20世纪90年代后期，尤其是2003年后我国在精神科专科医院及综合医院开展了旨在提高双相障碍诊断水平的相关培训，并于2007年发布《双相障碍防治指南（第一版）》以推动规范化治疗，临床诊断和治疗水平有了一定的改善，但与国际水准和现实需要还有相当的距离。2010年9月至2011年2月中华医学会精神病学分会发起双相障碍诊断现状调查（DASP），在全国13家精神卫生机构（6家综合医院精神科和7家精神专科医院）纳入1487例年龄16~65岁，符合DSM-IV或ICD-10抑郁症诊断标准，并按照抑郁症治疗原则治疗的住院或门诊患者，采用简明国际神经精神访谈（mini-international neuropsychiatric interview，MINI）为诊断工具重新诊断，结果显示双相障碍及其亚型双相障碍Ⅰ型、Ⅱ型被误诊为抑郁症的比例分别为20.8%、7.9%和12.8%。

尽管国内外基于循证医学证据的双相障碍治疗指南发布日益增多，但是临床实践与治疗指南不一致仍是普遍现象。国外调查显示，双相障碍治疗指南符合率从30%~80%不等，符合率高低与临床表型、病情严重度及指南依从性标准定义有关，总体上临床医师对于双相抑郁治疗方案的选择与指南的符合率明显低于躁狂发作，疾病严重程度轻者指南符合率较低。2012年11月至2013年1月中国双相障碍协作组在全国15家精神专科医院和11家综合医院精神科开展双相躁狂路径调查（bipolar mania pathway survey，BIPAS），3906 例双相障碍患者接受调查，其中 2828 例患者为轻躁狂、躁狂或混合发作，1078 例患者为抑郁发作。该调查结果显示轻躁狂、躁狂或混合发作 11.1%患者的药物治疗与加拿大双相障碍治疗指南（CANMAT）指南中相关内容描写不吻合，而双相抑郁患者药物治疗与 CANMAT 指南不吻合率高达 50.2%。

四、疾病负担

目前，国际上推行以伤残调整生命年（disability adjusted life years，DALYs）的减少作为疾病负担的指标，它包括生命年的减少及有能力的生命年的减少。2010 年，精神与物质使用障碍的疾病负担约 1.84 亿 DALYs，占全球疾病总负担 7.4%，较 1990 年增加 37.6%；其中，抑郁障碍位居第一（占 40.5%），双相障碍位居第六（占 7.0%）。据估计，1991 年美国双相障碍的直接和间接经济损失为 450 亿美元，2008 年上升至 710 亿美元。自 1982 年以来，中国大陆地区没有开展全国性流行病学调查，无法正确估计精神障碍疾病负担及精神卫生服务的利用情况。据世界卫生组织报道，1990 年我国神经精神疾病占疾病总负担的 14.2%，加上自杀/自伤则高达 19.3%，远高于全球平均水平；预计到 2020 年神经精神疾病占疾病总负担的比例将升至 15.5%，加上自杀/自伤将增加至 20.2%，其中双相障碍将由 1990 年第 13 位上升至第 11 位。

五、发病机制

双相障碍发病机制尚不十分清楚。目前倾向认为，遗传与环境因素在其发病过程中均有重要作用，而以遗传因素的影响更为突出。这些因素可能通过影响中枢神经信息传递等过程，导致躁狂和抑郁等心境症状。

（一）分子遗传

双相障碍具有明显的家族聚集性，其遗传倾向较精神分裂症、抑郁障碍等更为突出，遗传度高达85%，但其遗传方式不符合常染色体显性遗传，属多基因遗传。群体遗传学研究表明，中、重度双相障碍在人群中的患病率为1%~2%，而双相障碍先证者亲属患病的概率高出一般人群10~30倍，并且血缘关系越近发病风险越高，以及有早发遗传现象（即发病年龄逐代提早、疾病严重性逐代增加）。家系研究发现，双相障碍Ⅰ型先证者的一级亲属中患双相障碍Ⅰ型者的可能性较健康人群高8~18倍。约半数双相Ⅰ型障碍患者，其双亲中至少有一方患心境障碍，且常常是抑郁症（重症抑郁）。父母中若一方患有双相障碍Ⅰ型，其子女患双相障碍的概率约为25%；若父母双方均患有双相障碍Ⅰ型，其子女患双相障碍的概率达50%~75%。双生子研究发现，单卵双生子双相障碍Ⅰ型的同病率达33%~90%，而双卵双生子为5%~25%。

分子遗传学研究发现很多遗传标记与双相障碍关联，其中4p16、4q35、6q22、8q24、12q24、13q31-33、16p12、18p11-q12、18q22-23、21q22、22q11-13等染色体易感位点与双相障碍存在连锁关系。特异性候选基因研究提示生物胺相关基因可能与双相障碍的病理过程关联，值得深入探讨。如，5-羟色胺转运体（serotonin transporter，5-HTT）、单胺氧化酶A（monoamine oxidase A，MAOA）、酪氨酸羟化酶（tyrosine hydroxylase，TH）、儿茶酚-O-甲基转移酶（catechol-O-methyl transferase，COMT）、多巴胺D2与D4受体（dopamine D2 & D4 receptor）、脑源性神经营养因子（brain-derived neurotrophic factor，BDNF）、D-氨基酸氧化酶激活剂（D-amino acid oxidase activator，G72/G30）等。此外，全基因组扫描筛选候选基因，候选基因表观遗传学调控

研究成为当前的研究重点与热点。迄今，已经发表上千项有关双相障碍候选基因的关联研究结果，涉及的基因众多，但往往受限于诊断不够准确、样本量不够大以及研究对象随意纳入等情况，结果无法重复，缺乏有效结论。

（二）神经影像

近年来，双相障碍的神经影像学的研究进展非常快，相关研究结果对探索双相障碍的发病原因及其发病机制提供了重要的生物学证据。双相障碍的神经影像学（neuroimaging）检查技术包括结构性影像学和功能性影像学技术，前者包括计算机体层摄影术（CT）和磁共振成像（MRI），后者包括单光子发射计算机断层扫描（Single-Photon Emission Computed Tomography，SPECT）、正电子发射计算机扫描（Positron Emission Tomography，PET）和功能性磁共振成像（functional MRI，fMRI）、磁共振波谱（magnetic resonance spectroscopy，MRS）和弥散张量成像（diffusion tensor imaging，DTI）等。前者主要反映脑部结构的形态学改变，而后者还可以显示脑功能状态的变化，可以通过检测局部脑血流、脑葡萄糖代谢、受体的功能状态、脑组织耗氧情况、脑组织生化代谢和神经纤维传导等来反映大脑的精神活动。

1. 结构影像 双相障碍患者的大脑结构异常主要包括前额叶、边缘系统前部和中部脑区局部灰质的容积减少及白质结构变化，非特异性的脑室扩大，白质高信号增加等异常表现，发病年龄早的患者表现往往更为明显。碳酸锂对双相障碍患者大脑结构改变有显著作用，可以增加内侧颞叶和前扣带回的容积，但药物对局部大脑结构的具体作用机制尚未明确。Bora 等（2010）对双相障碍灰质异常研究进行了 Meta 分析，提示双相障碍患者存在左侧前扣带回皮质、右侧额叶-岛叶皮质的灰质减少，在疾病的早期阶段额叶-岛叶皮质异常不明显，而慢性患者中病程长的患者与基底神经节、前扣带回亚属（subgenual ACC）和杏仁核的灰质增加存在相关性；而锂盐治疗可以逆转前扣带回灰质体积减少。Ellison-Wright 等（2010）Meta 分析也表明，双相障碍患者的灰质减少部位为前扣带回和双侧岛叶，而精神分裂症患者则表现为额叶、颞叶、扣带回和岛叶皮质、丘脑的广泛下降，二者存在一定的重叠。De Peri 等（2012）Meta 分析也支持双相障碍与精神分裂症之间脑结构异常存在重叠，总体上二者的首发患者都表现灰质和白质体积减少、侧脑室扩大，并且双相障碍患者白质体积减少更明显，而精神分裂症患者灰质体积减少和侧脑室扩大更明显。

2. 功能影像 PET/SPECT 研究虽然结果各不一致，但是总体上显示双相障碍抑郁发作时全脑血流/代谢弥漫性降低，以额叶和前扣带回更为明显；而躁狂发作时全脑血流增加和代谢亢进的倾向。在受体水平，额叶、基底节部位的 D_2 受体结合状态和分裂症类似，在非精神病性双相障碍患者和健康者之间无差异，但在伴有精神病性症状的双相障碍患者存在 D_2 受体结合过度，与精神分裂症患者一致。大多数 fMRI 研究结果显示，与情绪调节相关的皮质-边缘系统通路（包括前额叶皮质部分、前扣带皮质、杏仁核、丘脑和纹状体等）过度激活可能最终导致了双相障碍的情感症状发作，故有学者据此提出双相障碍前边缘系统过度激活模型（anterior limbic over-activation model）的假说。多数 MRS 研究显示双相障碍患者前额叶皮质 N-乙酰天门冬氨酸（NAA）浓度减低，有研究虽不支持该结论但发现基线 NAA 浓度可以预测药物疗效；也有研究发现双相障碍患者前额叶皮质的脂质水平和谷氨酸/谷氨酰胺水平增高。DTI 研究发现双相障碍患者前额白质纤维束结合性降低，皮质与皮质下神经纤维功能连接异常。综上所述，双相障碍的影像学改变主要涉及额叶、基底核、扣带回、杏仁核、海马等与认知和情感调节关系较密切的神经环路损害，也涉及这些脑功能区皮质下白质的微观结构改变，从而出现皮质和皮质下连接损害和脑功能连接损害，最终导致双相障碍的情感症状发作。

（三）神经递质

迄今为止，双相障碍发病机制可能与中枢神经系统的神经递质功能异常有关的理论得到学界重视。由于中枢神经递质系统本身非常复杂，且各神经递质之间的相互作用也非常复杂，神经递质功能障碍与双相障碍发病机制的关系尚待进一步探究。

1. 5-羟色胺和去甲肾上腺素 在神经中枢，5-羟色胺（5-hydroxytryptamine，serotonin，5-HT）和去甲肾上腺素（norepinephrine，NE）能神经递质功能紊乱与双相障碍关系最为密切。研究发现，无论抑郁还是躁狂，患者脑脊液中 5-HT 的代谢产物 5-羟吲哚乙酸（5-HIAA）浓度都是降低的，而 NE 代谢产物 3-甲氧基-4-羟基苯乙二醇（MHPG）在抑郁时降低，躁狂时增高；随抑郁症状的缓解，MHPG 逐渐恢复，而 5-HIAA 浓度仍持续降低。由此推测，5-HT 缺乏可能是双相障碍（躁狂症状和抑郁症状）的神经生化基础，是易患双相障碍的素质标记（trait marker）；但仅有 5-HT 缺乏并不一定导致疾患，需兼有 NE 异常才会表现临床症状。NE 异常可能是双相障碍的状态标记（state marker），NE 不足出现抑郁症状，亢进则出现躁狂症状。但也存在与上述观点矛盾的研究报道。

2. 多巴胺 双相障碍的发病可能与多巴胺（dopamine，DA）系统功能紊乱有关。DA 前体左旋多巴（L-DOPA）可以使双相抑郁转为躁狂；DA 激动剂可以导致躁狂发作；另一 DA 激动剂溴隐亭也有抗抑郁作用，使部分双相患者转躁。新型抗抑郁药如氨苯甲异喹（诺米芬辛，nomifensine）、安非他酮（bupropion）主要是阻断 DA 的再摄取；选择性突触后 DA 受体激动剂吡贝地尔（piribedil）能治疗抑郁症。另有研究发现，抑郁发作时患者尿液中的 DA 代谢产物高香草酸（homovanillic acid，HVA）水平降低。

3. 乙酰胆碱 与去甲肾上腺素正常情况下，乙酰胆碱（acetylcholine，Ach）能与去甲肾上腺素（NE）能神经元之间存在平衡。当脑内 Ach 能神经元过度活动、NE 能降低，可能导致抑郁；而 NE 能神经元过度活动、Ach 能降低，则可能导致躁狂。主要证据有：毒扁豆碱（胆碱酯酶抑制剂）以及能提高脑内胆碱能活性的药物使正常对照组诱发抑郁、抑郁患者的抑郁症状加重、躁狂患者的躁狂症状减轻；而毒扁豆碱可使正常对照组血浆可的松水平提高、地塞米松抑制试验（DST）阳性、能提高正常人脑脊液中 MHPG 水平，故推测某些患者可能存在 Ach 能与 NE 能的不平衡。

4. 谷氨酸、γ-氨基丁酸 中枢神经系统中谷氨酸（glutamate，Glu）作为主要的兴奋性氨基酸与γ-氨基丁酸（gamaaminobutyric acid，GABA）功能具有相互制约作用。谷氨酸受体分为离子型和代谢型，依据受体拮抗剂不同又可分为 NMDA 受体、AMPA 受体和 KA 受体三类。研究发现，儿童与青少年双相障碍未治疗患者的脑内谷氨酸盐水平明显低于已治疗患者和健康者。锂盐及丙戊酸都能促进脑内谷氨酸释放增加，兴奋 NMDA 受体，导致钙离子内流。抗抑郁药物或 NMDA 受体拮抗剂可以抑制前额叶皮质谷氨酸释放，从而缓解抑郁症状。谷氨酸、NMDA 受体、钙离子通道、钠离子通道实质上构成了神经元之间信号传导的一个功能系统，并与 G 蛋白及 Pl 系统有相互间的信号传递。

GABA 是中枢神经系统主要的抑制性神经递质，临床研究发现能提高脑内 GABA 浓度的抗癫痫药如丙戊酸、卡马西平具有抗躁狂作用，可以作为心境稳定剂使用，其药理作用可能与对脑内 GABA 含量的调控有关。有研究发现，双相障碍患者在治疗前其血浆 GABA 水平低于对照组，在治疗后升高。治疗前血浆 GABA 水平低的双相障碍患者，在丙戊酸治疗后躁狂症状改善更加显著，但是锂盐治疗的患者则无此相关性。抗抑郁药物及电抽搐治疗（electrie convulsive treatment，ECT）也可以提高 GABA-β 受体数目。GABA 受体拮抗剂具有抗抑郁样特性，可能是由于 GABA 受体拮抗剂与 GABA 能、5-羟色胺能与去甲肾上腺素能神经系统相互作用的结果。

5. 神经肽　神经肽 Y（neuropeptide Y，NPY）是一种含有 36 个氨基酸残基的多肽，广泛分布于哺乳动物中枢神经系统和胃肠道，神经肽 Y 除可收缩血管、升高血压、参与食欲调节外，还与应激反应有关。研究发现实验性抑郁大鼠血浆和部分脑区神经肽 Y 含量同步下降，经抗抑郁药物治疗后神经肽 Y 含量显著升高，动物的抑郁行为随之改善。另外，神经肽 Y 在下丘脑还参与摄食及昼夜节律的调节，在边缘系统参与情绪的整合。神经肽系统在情感性障碍的发病机制中并不是独立发挥作用，而是和 5-羟色胺系统、去甲肾上腺素系统以及多巴胺系统相互影响、相互依存，共同参与对情绪的调节，它们之间的具体作用机制目前仍然不清楚，尚需进一步的研究。

（四）神经内分泌

近年来，大量研究表明双相障碍的发生与神经内分泌功能障碍有着密切的关联，主要涉及下丘脑-垂体-肾上腺轴（HPA）、下丘脑-垂体-甲状腺轴（HPT）及下丘脑-垂体-生长素轴（HPGH）的改变，但具体机制尚不清楚，可能是多因素相互作用的结果。

1. 下丘脑-垂体-肾上腺轴　抑郁发作患者 HPA 活动过度，具体表现在地塞米松抑制试验（dexamethasone suppression test，DST）中出现脱抑制和血浆基础皮质醇水平增高这两个方面，DST 阳性率非常高，但是在单相抑郁与双相抑郁患者中均为 50%左右，二者间差异没有显著性，而且在其他精神障碍的患者中也有较高阳性率。

2. 下丘脑–垂体–甲状腺轴 甲状腺功能减退与临床上部分双相障碍患者抑郁和躁狂的快速转换有关；部分双相障碍患者，尤其是女性及难治性患者存在甲状腺功能低下。据统计，18%~25%抑郁发作患者有不同程度的甲状腺功能减退，9%~20%抑郁发作患者抗甲状腺抗体水平增高。由于疾病长期反复发作可能导致神经内分泌调节功能改变，反又加重疾病本身，从而形成恶性循环。

3. 下丘脑–垂体–生长素轴 抑郁症患者在基线和应激状态下生长激素（growth hormone，GH）分泌处于正常或减退状态，并且 GH 对可乐定（clonidine）刺激反应明显低于正常对照。还有研究发现抑郁症患者 GH 对地昔帕明（desipramine）的反应降低，在双相抑郁和精神病性抑郁患者中更为明显。此外，躁狂发作患者存在 GABA 激动剂巴氯芬（baclofen）激发的 GH 明显分泌的情况，而这在抑郁症患者中是不存在的。

（五）神经生理

1. 神经细胞信息传递系统 有研究发现，双相障碍患者存在 G 蛋白活性异常增强，表现为躁狂患者 Gp 蛋白活性增强，而抑郁患者 Gs 功能亢进。碳酸锂对 Gp、Gs 两种蛋白均有抑制作用，这可能是碳酸锂对双相障碍躁狂发作和抑郁发作都有治疗作用的机制。而拉莫三嗪可能是通过下调 5-HT_{1A}介导的腺苷酸环化酶活性发挥抗抑郁和稳定心境的作用。磷酸肌醇系统是抗抑郁药物和心境稳定剂作用的另外一个靶点，是 G 蛋白耦联受体的信号转导通路中的一种途径。有研究发现双相障碍患者存在细胞内 Ca^{2+}释放活动增加，未经治疗的双相抑郁患者细胞内的 Ca^{2+}水平明显高于单相抑郁患者，但治疗后双相障碍患者的 Ca^{2+}水平与健康对照组无差异，由此推断认为细胞内 Ca^{2+}水平升高可能是双相障碍的状态性标志。

2. 点燃及敏感作用 许多双相障碍患者在遭遇精神创伤如

考试失败、失恋、失业等之后发病，或者这些生活事件等应激因素导致病情恶化或引起疾病复发。1992 年 Post 提出了情感障碍点燃假说。该假说的理论基础是指，重大的心理社会应激因素在情感障碍发病起始阶段有着至关重要的作用。行为敏感性在疾病的复发、快速循环研究中也较为常见，有学者在点燃假说基础上提出了敏感作用假说这一概念。另有研究发现无论是双相抑郁还是单相抑郁发作，之前住院治疗的次数可以高度预测之后疾病复发的可能性。在点燃效应模型中存在应激敏感作用这一元件，假说认为对应激源的敏感性可以促使双相障碍疾病的初发及快速循环，由此可见点燃假说与敏感作用理论基础具有同源性。

社会时间控制器理论认为，应激可以直接导致易感人群患病，这是“外在扳机”（external triggers）作用；另一方面，一系列的生活事件可以导致社会生物节律的紊乱，如睡眠障碍、饮食紊乱等，长期的社会生物节律紊乱使得易感个体处于一种基本稳定的功能失调的状态，这种状态逐渐成为患者的一种特质，使得患者更容易抑郁或者躁狂发作，这就是“内在扳机”（internal triggers）的作用。

（六）神经可塑性与神经营养

神经可塑性（neuroplasticity）或脑可塑性是指中枢神经系统（central nervous system，CNS）在形态结构和功能活动上的可塑性，即在一定条件下 CNS 的结构和功能可以形成一些有别于正常模式或特殊性的能力。如前所述，双相障碍患者前额叶、边缘系统部分脑区结构改变、功能受损，为神经可塑性参与其发病机制提供了重要证据。神经营养失衡假说与神经可塑性密切相关。神经营养因子家族包括神经生长因子（NGF）、脑源性神经营养因子（brain-derived neurotrophic factor，BDNF）、神经营养因子 3/4/5/6 等，与酪氨酸激酶（Trk）受体、神经营养因子受体 p75 结合后激活神经营养通路，参与信号转导，在神经发育、神经元存活及活性依赖的神经可塑性方面发挥重要作用。动物模型或尸脑研究发现，前额叶皮质、海马等关键脑区 BDNF 水平下降与抑郁发作、双相障碍均有关，心境稳定剂、抗抑郁药物或电抽搐治疗能选择性上调关键脑区 BDNF 基因表达水平，从而调控神经元的生长、发育、轴突生长及新神经元连接的形成，逆转或阻断神经元萎缩及细胞凋亡，增强中枢神经元的可塑性。

第 2 章 双相障碍临床评估

于欣 马燕桃 杨海晨

临床评估的目的是确认是否存在（轻）躁狂或抑郁症状，以及症状的内容和严重程度；掌握发作及波动情况、持续时间、病程特点；了解症状对患者社会功能所造成的影响；探询有无可能的病因及其他可能引起此种情况的社会、心理或躯体因素，为诊断和制订适合的治疗方案提供依据。

评估中应遵循以下注意事项：避免仅依靠个体报告，要全面采集病史。精神科医师对患者的直接观察多局限于晤谈本身，有必要增加来自于和患者相关的他人报告来丰富评定。病史采集中包括询问既往史、起病诱因、病程特点、治疗经过、家族史、个人史等，应当综合考虑和情感发作相关的躯体和实验室检查结果。

一、病史收集

对于双相障碍的诊断和治疗，全面的病史收集尤为重要，特别是与躁狂、抑郁发作病程和双相Ⅱ型临床特点相关的资料。但由于症状影响，双相障碍患者自身提供的信息往往与客观情况有一定差距，例如躁狂患者过于乐观，而抑郁患者往往夸大面临的困难。因此，病史采集尽可能涵盖患者本人及知情人，观察的及叙述的，横断面（现症）的和纵向的（病程）等方面。不一致时，需补充信息并核实。

（一）发病年龄

起病年龄早，25 岁以下居多；如首次发作为躁狂表现，年龄常为 20 岁或更早。对首次就医者询问既往发作史，包括不典型的轻度、短暂的情绪发作。

（二）病前社会心理因素

询问近期有无经历不良生活事件，如工作变动、婚恋变故等，以及对患者的影响，并注意弄清这些社会心理因素与精神症状在发生时间和表现形式上的联系。

（三）临床现象学特征

临床现象学特征包括起病的急缓，所有精神和行为方面的表现，应特别了解情感症状，是否有躁狂或抑郁的核心症状及相应的附加症状？是否每天且一天中大部分时间内都存在？持续存在时间有多久？是否伴有精神病性症状？如有，要了解它们在病程中与情感症状的消长关系及其表现与心境是否协调？有无自杀意念和行为或自伤、冲动行为？其精神活动与环境的关系，以及是否协调？

（四）病程特征

既往发作情况，尤其是躁狂或轻躁狂以及混合性发作史和病程特点，对双相障碍的诊断和处理尤为重要。

应询问既往是否有过类似发作，或与当前完全相反的状态，或不典型发作表现。特别注意询问易被忽略的轻躁狂发作的证据，如“是否有过一段时间持续存在心情特别好，脑子特别灵活，精力特别充沛？”常见的情况是，患者由抑郁缓解转向轻躁狂时，患者或家属认为是抑郁好转而不认为是病态。

详细询问发作次数及特点，包括每次发作是躁狂还是抑郁？或是具备混合发作特征？症状的严重程度？持续时间？间歇期的长短？有无残留症状？间歇期社会功能状态是否能恢复到病前水平？有无需要注意的特别情况，如冲动、自伤自杀企图及行为等？有无季节性发病规律？是否发生于产后？是否与月经周期有关？

（五）治疗情况

询问历次发作的治疗情况，包括各种治疗手段及其疗效，询问所有使用过的药物、各种药物的最大剂量、疗程、起效时间、主要的不良反应及疗效。有无维持治疗，维持期的剂量和效果，治疗对病程的影响，有无诱发躁狂或抑郁以及促发二者快速交替。

（六）过去史和共病

警惕心境症状由躯体疾病或使用某些药物所引发的可能性，特别 40 岁以后初发躁狂者。甲状腺功能亢进，使用类固醇激素均可引起躁狂样发作。重点询问目前及以往酒精和药物依赖/滥用、进食异常、广泛性焦虑、惊恐障碍、社交焦虑症等情况，以及人格障碍等问题。双相障碍抑郁发作时常伴有焦虑症状，会增加自杀风险。女性患者注意询问有无产后精神病史和经前期紧张症。

（七）个人史

询问孕期母亲有无健康问题、酗酒或滥用药物问题，出生时有无先天缺陷或损伤，早年心理发育阶段有无亲子分离，是否存在不良的家庭教育和生活环境，有无家庭暴力和虐待等。个性特征注意是否存在明显外向性、易激惹、冲动，是否为情感旺盛型素质或环性心境素质；学校生活、工作状况及人际关系有无不寻常之处；个人婚姻状况，有无分居、离婚或丧偶等。女性询问月经周期与心境障碍的关系。

（八）家族史

询问两系三代有无精神疾病、精神异常和行为异常史，特别是有无双相障碍的家族史，有无情感旺盛型气质的家庭成员、家族成员自杀史或酒/药长期依赖/滥用史。若为阳性，应绘制家系图。家族中如果有双相障碍史，则治疗抑郁而诱发躁狂的危险性增加。家庭患病成员的药物治疗史有助于临床上的药物选择。

二、体格检查及实验室检查

双相障碍目前尚无特异性生物学指标，体格检查及实验室检查宜结合病史资料排除躯体疾病或物质依赖所致的情绪表现。另外了解药物治疗反应，必要时进行实验室检查。部分双相障碍患者（尤其女性）可能存在临床或亚临床甲状腺功能减退，应做甲状腺功能实验室测定。对过度兴奋及进食欠佳者应注意水、电解质及酸碱平衡。治疗中进行必要的药物血浓度测定（如丙戊酸，锂等），女性患者应注意监测血泌乳素水平变化，长期维持治疗应定期检测肝、肾功能及糖脂代谢水平。常规检查还包括筛检血清梅毒（syphilis）、人类免疫缺陷病毒（HIV），合并物质依赖患者筛检血中酒精浓度或精神活性物质的浓度。孕妇患者应特别注意直立性低血压、心肌节律传导异常等表现，注意监测生命体征。

脑电生理学检查技术可通过检测前额叶脑区血氧饱和度评估情绪而成为临床测评热点，事件相关电位检查（event-related potentials，ERP）已逐渐应用于临床，脑影像学检查（大脑结构成像、静息态功能成像及任务态功能成像）特别在老年患者、共病酒精/精神活性物质滥用患者、慢性病程患者、长期联合治疗患者人群中应开展使用。

三、精神检查

精神检查包括通过晤谈以了解患者的认知、情感、意志行为等精神活动，也包括通过观察患者自然状态下的外表、行为、言语等外在表现来了解内在精神活动，二者不可或缺。

（一）一般原则

医师同患者进行接触与谈话的技巧，是提供诊断依据的重要步骤。在精神检查时，医师应以亲切、同情、耐心的态度来对待患者，消除患者与医师之间的阻碍，建立较为合作的关系，从而得到临床上的第一手资料。另外，医师还要根据患者的年龄、性别、个性、职业、病情和检查当时的心理状况，采用灵活的谈话方式以取得最大的效果。

精神检查之前，医师首先要熟悉病史，以病史中提供的异常现象及可能的病因为线索，有重点地进行检查。另一方面也不应受病史及某些资料的限制，在检查时还要注意当时的表现及交谈中发现的新情况，进一步探索，做到机动灵活，克服刻板公式化。

精神检查分自由交谈法和询问法。自由交谈法的优点在于交谈气氛自然，且有的患者为取得医务人员对他的同情，可将其病态内容毫无保留地流露出来。不足之处在于患者吐露与病情无关的内容，可能掩盖医师需要了解的其他情况。询问法虽常用，但会使患者感到在接受“审问”，特别是对那些以“是”与“否”来回答的问题，患者的感触更明显。询问法检查时对患者回答的内容是否真实要加以分析，有些患者会接受医师暗示，或为满足医师要求而回答。对不肯暴露想法的患者应循循善诱，注意交谈方法和方式。

两种方法结合进行，既能使患者在自然气氛中不受拘束地交谈，又可在医师有目的的提问下使谈话不致离题太远，做到重点突出。

精神检查应在比较安静的环境中进行，尽量避免外界干扰，家属或亲友不宜在场。为减少患者疲劳，每次检查最好不超过 1 小时，住院患者可多次进行。门诊检查可缩短至 20~30 分钟。

精神检查时要注意察言观色。观察的重要性有时并不亚于谈话。要仔细观察患者的表情、姿势、态度及行为，并善于发现患者的细微变化。通过观察不仅可以发现某些症状（如幻觉），而且还可评估情感反应的性质和强度，有助于判断患者的整个精神状态。医师除倾听和观察患者的叙述是否真实，有无隐瞒，有无新的问题以及如何将检查引向深入外，还应判明各症状之间的相互关系。

对于一些口头表达较差而书写能力较好的患者，可以让其书写，还包括入院前的信件及日记等，从中发现患者的抑郁心境及其他症状，有时对诊断很有参考价值。

精神检查通常不做记录，但在门诊时由于时间紧迫，可以边问边做记录，但医师仍应注意让患者感觉到自己很有兴趣倾听患者的谈话，不能让患者觉得医师只顾书写病历而对谈话漠不关心。

患儿进行精神检查时，应注意儿童特点，在陌生的环境中，患儿往往和医师不能很好地接触，或者不愿意深谈自己体验，因而要掌握接触儿童的技巧。

对脑器质性障碍患者进行精神检查，要特别注意意识、定向力、注意、记忆、言语、情感、智能，及认知功能如计算力等的检查。

（二）观察

观察指标包括客观观察或他人报告的表现。

1. 一般状况 如外貌整洁与否，表情活跃或木讷；躁狂患者可能过于炫耀或服饰装扮夸张，表情丰富，无故兴高采烈，或者动辄易怒；抑郁患者仪表上往往无心修饰，或严重到无法自理，形容憔悴，表情悲伤或落落寡欢，动辄流泪，严重的亚木僵或木僵患者可以表情呆板，对外界刺激没有反应。

2. 接触交流 主动或被动，合作程度，交流困难与否（语音高低，语速快慢，语量大小，反应速度快慢，是否易激惹）。躁狂患者可以主动接触，反应灵敏或过于挑剔，讲话滔滔不绝，难以打断，有表现欲望，有时容易激惹，因要求没有满足而发脾气。抑郁患者接触被动，不愿讲话或话少，说话声音低微，讲话慢。一般合作程度好，问话能答。交谈内容和心境体验相一致。

3. 意志行为 抑郁可以伴焦虑表现，出现迟滞，严重时有木僵或亚木僵的特征性表现，可以关注躯体不适或治疗，或缺乏主动要求，对周围环境不关注，常沉浸在个人的伤痛或伤感中，独自一人，向隅而泣。重度抑郁患者可以生活难以自理，失眠纳差，有自杀企图和行为。而躁狂患者往往表现欣快，冲动或易激惹，待人挑剔，要求多，对周围环境过于投入，指手划脚；睡眠需求减少，食欲增加，日常活动量多，对周围环境的要求可能过于苛刻，经常参与到周围事物中并自我表现积极，容易和别人起冲突，常提出不切合自己身份角色的过高要求或条件。高度兴奋的患者可以在幻觉妄想等精神症状支配下出现冲动伤人等行为，或生活需要他人照料。双相障碍患者上述表现可以为外人所觉察并报告，患者本人可能隐藏或没有意识到相关异常的表现，或认为不重要。

（三）晤谈

1. 晤谈程序和要点 双相障碍具有抑郁发作和/或（轻）躁狂发作两种基本形式。晤谈的要点须注意围绕情绪症状进行，但不能忽略其他伴随症状，如焦虑症状、精神病性症状等。

（1）合作患者检查：

1）一般描述：对意识状态的描述是基础。双相障碍患者意识一般是清晰的，但病情十分严重者可有轻度意识障碍。应注意仪态的整洁程度和合适性，有无过度打扮或不加修饰；夸张的体态语言；动作的量、幅度、敏捷性；语量、语速、语调和音量；对检查者的态度是友好还是轻蔑、敌意、高傲、嘲弄；对检查的合作程度。

2）感知觉：注意患者有无与心境协调或不协调的幻觉，以及有无人格解离和非现实感。

3）心境和情感：情绪抑郁或高涨是双相障碍的核心症状，但也有相当部分患者并不能主诉有抑郁或高涨的情感体验。检查躁狂或抑郁症状时，应注意外显的表情、兴趣和内心的体验。检查者还应该注意，有的抑郁心境表现为兴趣缺乏，有的躁狂没有情感高涨却表现易激惹。检查时应注意询问其高涨或低落的情绪是否为持续性，即一天中是否大部分时间都存在，这种情况是否每天都是如此。临床工作中检查者常只重视症状的有或无，错将因外界因素引起的短时相应情绪反应视为病态，而忽略病理性心境障碍常缺乏外界因素、并在一定时间内持续存在，因此容易造成误诊。此外，还需注意与情感淡漠和精神运动迟滞造成的表达困难相区别。情绪抑郁是消极的、负面的情绪表达增加，情感淡漠是情感表达的减少或缺乏。此外，注意情感反应的适切性。

4）思维：注意患者交谈主动还是被动？语流、语速、语调如何？谈话主题是否随境转移？内容是否夸大或自卑自责？是否伴有较多的手势或躯体语言？言语内容是否流畅、连贯或有逻辑性？谈话是否有对象？兴奋话多是否在人多时更加突出？

一般而言，双相障碍的思维形式障碍，在躁狂发作时表现为思维奔逸、思维随境转移、音联、意联，在情绪低落时表现思维缓慢、迟钝等。处于极度兴奋状态的躁狂患者思维联想速度极快，而言语表达往往跟不上联想，因此听上去话题之间内在联系不紧密，容易误认为思维松弛，此时可以根据患者的情绪背景、行为与外界环境的关联性进行判断。

双相障碍最多见的思维内容障碍是躁狂期的夸大妄想和抑郁期的罪恶妄想。此外，可有各种偏执观念、先占观念、强迫观念、自杀观念等，应注意思维内容与情感基调的协调性。可通过询问诸如“有无特别的能力、大量的财富”等获悉躁狂患者有无夸大妄想。有时患者会表现出一种高傲或不可一世的态度，提示夸大妄想存在的可能，或是自我评价过高。

5）认知功能：大部分患者能正确定向，但由于注意力涣散，检查中可能不能正确回答有关周围客观事物的问题。医师应该判断患者能否讲出大致的日期和时间。可依据患者的言谈举止，来判断其能否对当前环境做出正确定向。记忆检查结果受注意力集中程度的影响，躁狂发作时患者的被动注意增强和老年期抑郁发作时的假性痴呆，均影响认知功能的检查结果。

6）意志：躁狂发作患者自我控制能力降低，其意志行为常是冲动或非理性的，如随便购物、交友、性乱交或盲目投资等。

7）自知力：严重躁狂发作一般缺乏自知力；也常因判断力损害而做出非理智行为，甚至可触犯法律。轻中度躁狂患者自知力多数可保持完好。

（2）不合作患者检查：对躁狂发作尤其是病情严重者，精神检查的困难在于接触交谈常因患者注意力不能集中，言语活动过多或激惹发怒而难以进行。然而，患者不合作正是精神症状充分发展的征象。因此，需要检查者的耐心和技巧，检查宜安排在单独的安静环境中进行；对易激惹患者，注意不要发生正面冲突或辩论，检查旨在了解精神病理状况。

（3）不典型特征检查

1）伴焦虑困扰特征：在基层医疗保健和专业精神卫生机构中，常见到焦虑困扰是双相抑郁的重要特征，高水平的焦虑与高自杀风险、长期病程，以及疗效差密切相关。因此，检查是否伴焦虑困扰水平及其严重程度对于治疗计划的制订和疗效监测具有临床价值。注意评估在目前或最近躁狂、轻躁狂或抑郁发作同时，是否存在下述症状：①感到紧张或忐忑；②感到并不常见的不安；③因为担忧而注意力集中困难；④感到有意外或不好的事情会发生；⑤感到自我会失控。

2）焦虑或激越症状：患者常伴随焦虑、紧张症状。患者忧心忡忡、坐立不安，不断地走动、来回踱步、搓手、无目的动作等。老年期抑郁患者表现更突出。

3）伴混合特征：已发现抑郁发作伴混合特征是预测双相Ⅰ型或Ⅱ型障碍发生的重要危险因素，因此，检查是否伴混合特征对于治疗方案的制订和疗效监测具有临床价值。注意评估在最近一次躁狂/轻躁狂发作的大多数时间里，是否存烦躁/抑郁心境、兴趣或愉快感减少、疲劳或精力不足、无价值感、反复出现死亡的想法等症状；以及在当前抑郁发作的大多数时间，是否存在亢奋/心境高涨、夸大、话多、思维奔逸、精力充沛或活动的增加、睡眠需要减少等症状。

4）疲劳感、精力减退或丧失：多数双相抑郁发作患者会有明显的疲乏感，且通过休息或睡眠并不能有效地恢复精力。对工作感到困难，常常不能完成任务。有时疲劳感也可能与睡眠障碍有关。患者感到自己整个“人”已经垮了、散了架子。患者做什么（包括自理生活）都需别人催促或推他（她）一把，否则就根本不想动。还有一些患者出现无助感、与周围人（包括家人）有疏远感，多感痛苦但难于表达。

5）食欲、体重及睡眠：多数抑郁患者表现食欲减退，由于进食量少且消化功能差，常常体重减轻。大多数抑郁患者有某种形式的睡眠障碍。可以表现为入睡困难、睡眠不深、易醒，典型表现为早醒。入睡困难的患者常伴有烦躁、焦虑症状。也可见到不典型抑郁患者存在食欲增加、睡眠过多表现。

2. 晤谈技巧

（1）有效利用时间：即便最有经验的专家也会发现自己就诊患者的日程安排不得不一再拖延，因此和患者的交流不够充分。如询问简单的症状如睡眠时间会占用宝贵的就诊时间，或在就诊即将结束的最后一分钟发现还有重要的信息没有阐明。就诊结束后患者也常会想起他们还有重要的事情没有告诉家庭医师等。为提高有效利用的就诊时间，如哈佛大学采用的情绪监测体系，包括医师用和患者用信息收集表，充分利用患者就诊等候的时间来收集相关资料，并提供治疗信息，为医患双方节约时间，提高就诊效率。对合作患者的精神科访谈可采用引导式、开放式、适当切入式方法，不合作的患者可采用限定式、选择式、切断式访谈方法。

（2）交谈技巧：对疑似抑郁障碍患者进行精神检查，要善于发觉情绪症状。许多患者在就诊时往往否认自己的情绪症状，反而主诉诸多躯体症状，对此应给予足够警惕。检查过程中，医师不要过于性急，要尽可能让患者自己主动诉说症状，尽可能不给予启发诱导。一般说来，由患者主动诉说出相关症状对诊断意义更大。躁狂患者往往有思维奔逸和随境转移的特点，交谈中不能有效组织和表述中心意思，或表达过于肤浅。对躁狂患者精神检查要注意把握和控制交谈的主题和节奏，避免被患者“牵着鼻子走”，失去谈话的核心。交谈中医师与患者的共情处理有助于建立信任和良好的医患关系，使患者能够坦诚地进行交谈。医师则要注意在精神检查中确定患者的主要症状，对一些含糊不清的回答，医师须耐心反复询问，直至能够准确地了解患者的回答。如果时间允许，应给予患者一定时间让其自由谈话，并兼用开放式询问和封闭式询问，以帮助了解更多信息。对一些通常认为难以回答或让人难堪的问题（如关于自杀，与性有关的问题等），医师不要回避询问，但在询问的时候要注意方式，并尽量放在谈话的后期进行。需注意精神检查结束前，应让患者有提问机会并对一些主要问题做出解答。对患者的病情，医师应表示相当的自信与把握，对患者的担忧给予劝慰。

（3）文化认同：不同文化背景下对情绪症状的表述不尽相同。如华裔文化背景下患者对抑郁的情感体验常表现为躯体症状主诉。情绪问卷中使用文化特异性词汇将有助于沟通。如使用“心情不好，或者高兴不起来”来替代“抑郁”或“忧郁”这样的专业词汇。抑郁障碍可以具有除情绪之外的很多其他症状，包括各种躯体不适主诉，常见的主诉包括头痛、颈痛、腰背痛、肌肉痉挛、恶心、呕吐、咽喉肿胀、口干、便秘、胃部烧灼感、消化不良、肠胃胀气、视力模糊以及排尿疼痛等。患者常常因这些症状到综合医院反复就诊，接受多种检查和治疗。

因文化背景、教育程度及个人习惯不同，不同人对抑郁症的描述也会不同，以下描述情绪的词语或描述可能提示抑郁体验：心情不好、悲观、压抑、消极、高兴不起来、懒散、绝望、很沉闷、沮丧、爱哭泣、空虚、喜怒无常、很伤心、没有笑容、很无助、效率下降、对什么都没兴趣、愤世嫉俗。不同表述和患者对抑郁的理解有关，也可由于社会文化对这类障碍的“社会歧视”导致。例如患者健康问卷 PHQ-9 量表对华裔文化背景下的抑郁症状评估具有较好的信度和效度，有助于收集跨文化前提下的抑郁表现。

（四）症状记录

仅有诊断记录，而缺乏完整症状学记录的某次情感发作会引发诊断修改。医师的病历应是叙述性的、系统的症状学记录，具体描述最显著的发作，包括援引性及系统化的症状评估，这样为防止误诊或错误的诊断修改提供证据，也防止因为患者在异常情感背景下出现的记忆错误和/或主观偏差而造成的诊断失误。另外，注意临时性诊断意见与患者动态治疗过程中的表现相联系，从治疗反馈验证诊断的准确性。

四、结构化临床访谈进行诊断

诊断量表伴随诊断标准编制，为诊断标准服务，使依据诊断标准而进行的诊断过程及资料收集标准化。属于诊断量表的工具主要有：世界卫生组织（WHO）编制的《复合性国际诊断交谈检查（CIDI）》（1990），其依据的诊断标准为 ICD-10 系统；DSM-Ⅳ轴Ⅰ障碍用临床定式检查（研究版，SCID-Ⅰ），主要与 DSM-Ⅳ配套使用。

根据不同诊断体系，有多种配套的诊断工具，如与 DSM-Ⅳ配套的定式临床诊断检查提纲（SCID），与 ICD-10 配套的神经精神病学临床评定量表（SCAN），与 ICD-10 和 DSM-Ⅳ均能配套的复合性国际诊断检查问卷（CIDI）。由于这些诊断工具多为定式或半定式，涉及各种可能诊断，同时考虑了共病问题，需经过专门培训后才能使用，故较少作为临床常规应用，更多用于研究。

其中 SCID（结构化临床访谈表）最早由 Spitzer、*Williams &Gibbon*（1987）为临床评估应用依据 DSM 制定而成的，已在临床研究中广泛使用。它是一张包含所有待确认问题的访谈表，通常情况下，附有根据受访对象对前一个问题的回答如何，决定下一个该问哪个问题的详细说明。诊断标准严格，一般执行用时 2.0~3.5 小时。同时包含对社会功能的评定。

五、急症状况

（一）自杀风险识别

由于情绪低落，自我评价低，患者容易产生自卑、自责，并感到绝望，容易产生自杀观念。患者会反复盘旋与死亡有关的念头，甚至思考自杀的时间、地点、方式等。抑郁患者的自杀观念常常比较顽固，反复出现。自杀观念驱使下部分患者会产生自杀企图，常采用的方式包括服药（毒）、上吊、跳楼等，一些经抢救脱险，另一些可能自杀死亡。对曾经有过自杀观念或自杀企图的患者应高度警惕，医师应反复提醒家属及其照料者将预防自杀作为首要任务。

对自杀危险因素的评估包括情绪发作，生活事件，社会经济因素，酒、药合并，药物因素，既往史和家族史等。对已表露出抑郁症状的个体，医师不要忽略检查自杀观念，不要害怕自己的问话会冒犯患者，甚至是给患者“提了醒”，这种担心是不必要的。只要提问有策略，多数患者会对医师的关心报以感激，感到医师真正体会、理解其痛苦的感受。医师可以问：“您是否感到活得很累？您有没有觉得活着没什么意思（义）”？如果患者承认自己觉得生不如死，医师就可以接着问患者有无采取过具体的行动？同样，如果患者的回答是肯定的，则医师需要进一步询问患者有无具体计划；如果有计划，那么计划内容是什么，有没有采取实际行动等。如果评估发现患者有明显的自杀观念或有强烈的自杀企图，则建议住院治疗。另外评估自杀风险还包括自杀风险量表、药物因素等。

（二）攻击风险识别

躁狂患者极端的激惹和攻击性相当常见，某些抑郁患者也可表现为激越冲动。注意识别是病程本身的变化，还是由于合并酒精或中枢神经药物所致。评估攻击风险程度并尽快采取有效的干预措施，防止患者出现自伤或伤人行为。严重患者应尽快住院治疗。

六、量表评定与辅助检查

除了病史收集和躯体、精神和实验室检查外，量化工具的应用是评估的重要辅助手段。量化工具主要有两大类：用于诊断和用于症状评估。诊断量表用于辅助疾病诊断，条目繁多，耗时较长；症状量表用于测量症状的严重程度，一般条目较少。此外，还有人格测定等心理测评量表，作为诊断辅助工具。

（一）诊断量表

根据不同的诊断体系，有多种配套的诊断工具，如与DSM-Ⅳ配套的定式临床诊断检查提纲（SCID）；与ICD-10和DSM-Ⅳ均能配套的复合性国际诊断检查问卷（CIDI）等；与ICD-10配套的神经精神病学临床评定量表（SCAN）。由于这些诊断工具多为定式或半定式，涉及各项可能的诊断，同时考虑了共病问题，需经过专门培训后才能使用，故较少作为临床常规应用，更多用于研究。

1. DSM-IV-TR轴Ⅰ障碍用临床定式检查 DSM-Ⅳ-TR轴Ⅰ障碍用临床定式检查（SCID-Ⅰ/P）是美国Michael B等为DSM-Ⅳ-TR轴Ⅰ障碍专门制定的临床诊断量表，精神科医务人员在临床精神检查时，根据DSM-Ⅳ-TR的诊断标准逐项评定其精神状态的一种工具（由于DSM-5在2013年才面世，目前国内仅有与DSM-Ⅳ-TR配套的中文版本）。通过稍微调整，该工具也能在精神卫生流行病学调查中使用。SCDI-Ⅰ/P的发展受到美国国立精神卫生研究所的支持（P表示患者版）。该工具可供熟悉DSM-

Ⅳ-TR 分类和诊断标准的临床医师或受过训练的精神卫生专业人员使用。既可用于精神病患者的诊断，也可用于在普通医疗部门就诊的患者，或者用于并不认为自己患有精神障碍的个体，如在社区精神疾病普查中使用和用于对精神病患者家属的调查。SCID-Ⅰ/P 的交谈方式和诊断范围适用于成人（18 岁及以上），如作轻微改动后也可用于未成年人。任何具有初中文化程度的个体均能理解 SCID-Ⅰ/P 中的问题。但 SCID-Ⅰ/P 不能用于有严重认知缺陷、激越或严重精神症状的个体。

SCID-Ⅰ/P 的 D 部分是心境障碍诊断部分，包括双相Ⅰ型障碍、双相Ⅱ型障碍、其他双相障碍（循环型、非典型）、典型抑郁障碍和未特定抑郁障碍。虽然 SCID-Ⅰ/P 为所要获得的信息提供了专门设计的问题，但是事实上 SCID-Ⅰ/P 的作用是对诊断标准的评价，而不是追求对问题的回答。尽管 SCID-Ⅰ/P 的大多数问题可以用“是”或“否”来回答，更多的时候仅仅靠对问题的简单回答“是”或“否”并不能获得足够的信息以判断是否符合诊断标准，而需要被检查者仔细考虑或提供特殊的事实证据。

当检查结束后，临床医师在总分表上记录诊断。总分表包括：①个体的一生是否曾患有 SCID-Ⅰ/P 中所包含的任何一种轴Ⅰ障碍（或仅以亚临床水平存在）以及个体现在的表现是否符合诊断标准的评分；②关于目前存在的特殊疾病或疾病亚型的评分；③显示“主要诊断”；④DSM-Ⅳ心理社会及环境问题检查表（轴Ⅳ）以及总体功能评价量表（轴Ⅴ），供临床医师记录近 1 个月中个体社会功能最差时的状况，这是独立于诊断之外的内容。

SCID 有两个非常相似的版本，一个适用于精神科患者，一个适用于非患者。患者版与非患者版在多数方面是一样的，仅概述部分有轻微不同，并且在非患者版中使用简化的方法评估精神病性症状。

2. 简明国际神经精神访谈 简明国际神经精神访谈（mini international neuropsychiatric interview，MINI）是由 Sheehan 和 Lecrubier 开发的一个简单、有效和可靠的定式访谈工具，主要用于筛查、诊断 DSM-Ⅳ和 ICD-10 中 16 种轴Ⅰ精神障碍和一种人格障碍，包括 130 个问题。与 SCID 一样，MINI 中大部分诊断都有排除诊断的筛查问题。

国外及国内中文版的研究显示，MINI 具有较好的信效度以及较高的研究者之间一致性，与 SCID 和 CIDI 有很好的相关性，可以在非常短的时间内完成（平均不超过 18 分钟），这是它的最大优点。经过简单的培训后，该量表可被临床医师熟练使用，已被广泛用于多中心临床药物研究和临床实践中。

3. 复合性国际诊断访谈 复合性国际诊断访谈（composite international diagnostic interview，CIDI）主要用于精神障碍流行病学研究，也用于临床研究。CIDI 按英文字母顺序分为 15 节，其中与心境障碍有关的是 E 节（抑郁障碍和恶劣心境障碍）、F 节（躁狂与双相障碍）。

CIDI 的评分项目多通过直接向受试者提问的方式评分，少数项目通过评定员观察评价而评分。评分方式大致有 3 种：第一种为“是”或“否”问题：对所提问题作出“是”或“否”、“有”或“无”等定性回答。第二种为 PRB 编码问题：对大多数重要的或诊断性症状不但要作出有无的评定，还要进一步寻找与进行定量评分。一般分 6 级，其评分标准为：①无症状；②有症状但轻微；③药物、酒精所致；④与躯体疾病密切相关；⑤确系典型精神症状；⑥特殊情况。而且，根据各项目具体要求，PRB 编码有不同组合。第三种为始或近问题：指对重要的疾病发作或症状项目作出时间久暂、起讫年龄的评定，以适合若干疾病诊断标准的具体要求。如症状最近的呈现时间，也分 6 级：①最近 2 周内；②2 周~1 个月；③1~6 个月；④6 个月~1 年；⑤最近 1 年内，但不知何时；⑥1 年以内。

评定员可以由精神科医师、高年资医师或心理及社会工作者甚至训练合格的非专业人员担任，但均需要经过训练能熟练使用检查手册。一次检查需要 1.5~2.0 小时。WHO 推荐 CIDI 作为标准化的诊断量表之一。但是，CIDI 询问流程图较复杂、评定时间长。

4. 神经精神病学临床评定量表 神经精神病学临床评定量表（schedules for clinical assessment in neuropsychiatry，SCAN）属半定式诊断量表，是目前 WHO 推荐的精神科医师使用的评定量表之一，与 ICD-10 配套使用。

SCAN 包括四个部分，分别是非精神病性症状、精神病性症状评定、项目组清单和临床病史资料清单。根据现场访谈情况、住院观察、病历及知情人提供的资料，分别对主要评定期和次要评定期的情况作出评定。主要评定期包括现状与本次发作；次要评定期包括过去的代表性发作和首次发病到本次发作前。

第一部分（2~8 节）用评分表Ⅰ：根据症状的严重程度按 0~3 分四级评定；第二部分（9~12 节）用评分表Ⅱ：主要评定症状频率和持续时间，也按 0~3 分四级评定；14~16 节用评分表Ⅲ：根据受试者在检查过程中表现症状的强度和频度按 0~2 分三级评分。

评分员一般由经过训练的精神科医师担任，一次评定需 1.5~2.0 小时。评定内容包括心境障碍，但是不包括器质性精神障碍、成人的人格和行为异常、精神发育迟滞、儿童和少年期行为情绪障碍。

5. 情感障碍和精神分裂症检查纲要 情感障碍和精神分裂症检查纲要（schedule for affective disorder and schizophrenia，SADS）是 Spitzer 等为功能性精神障碍研究用诊断标准配套而设计的半定式工具。其信度、效度均较好。SADS 有 3 种版本：SDAS-R 即普通版，主要用于对现症患者作出诊断；SADS-L 仅包括普通版本的第二部分，即过去史部分，但询问时不限于过去情况，也询问现症情况，常用于向知情人调查精神病的遗传史；SADS-C，由第一部分的若干症状量表组成，用以比较症状的变化，常用于随访调查，也有人用于药理学的研究。

SADS根据检查者的现病史、过去史和现场交谈情况进行评分。在第一部分通过现病史和现场访谈观察评定的症状主要用0~3分级的四级与0~6分的七级评分。而在第二部分过去史中的症状主要用0~2分的三级评分。SADS对全部症状具有定义与评分操作标准，因此经过训练后评定没有困难。评定员由经过训练的精神科医师担任，一次评定检查约需1.5小时。

SADS主要用于情感精神障碍和精神分裂症的诊断，而实际上也可以作出其他相应功能性精神障碍及其亚型的诊断。

（二）症状量表

可分为他评和自评两类。症状量表可作为疾病的一般资料、评估有无靶症状及其程度，如定期随访评定可作病情变化的监测指标及反映疗效的指标。

1. Young躁狂量表和Bech-Rafaelsen躁狂量表 Young躁狂量表（Young Mania Rating Scale，YMRS）和Bech-Rafaelsen躁狂量表（Bech-Rafaelsen Mania Scale，BRMS）是用以评定躁狂症状严重程度的他评量表。量表分值越高表示躁狂症状越严重。两个量表有许多相似之处：均在1978年左右编制，均有11个条目，评定采用会谈与观察相结合的方式，由经过量表训练的精神科医师进行临床精神检查后，综合家属或病房工作人员提供的资料进行评定。一次评定需10~20分钟。评定的时间范围一般规定为最近一周。国际上的双相障碍研究及临床多采用YMRS。但由于Bech和Rafaelsen曾在我国举办讲习班（WHO，1980），并经国内量表协作组试用并向全国推广，因此BRMS被广泛用于我国临床。

YMRS共有11个条目，第1~4、7、10及11项条目是0~4

分五级评分，第5、6、8、9条目是0~8分九级评分，目的在于区分兴奋不合作的患者；严格按照评分标准和指导语进行；评分依靠现场交谈检查，同时参考知情人信息；可以评定极限分；症状判定根据患者的平时情况作为参考；两个评分之间难于确定时的原则，0~4分的条目选高分，0~8分的条目选中间分。YMRS常以20分作为有无躁狂的分界值。

BRMS有11个条目，分0~4分五级：0分为无该项症状或与患者正常时的水平相仿，1分为症状轻微，2分为中度，3分为较重，4分为严重。每个条目都有工作用评分标准，结果主要看总分。BRMS判断标准为0~5分为无明显躁狂症状；6~10分为有肯定躁狂症状，22分以上有严重躁狂症状。

2. 汉密尔顿抑郁量表 汉密尔顿抑郁量表（Hamilton depression rating scale，HDRS/HAMD）是目前最经典，也是目前临床上应用最普遍的抑郁症状他评量表，具有相当高的一致性，能较好地反映临床症状的严重程度，且条目数量适中，有明确的操作用评定标准，简便易行。HDRS有17项、21项和24项3种版本，应用较广的是17项和24项版本。

评定应由经过训练的专业人员进行，由评定员采用交谈与观察相结合的方式，按量表内容对患者进行检查后评分，个别项目尚需向家属或病房工作人员收集资料。做一次评定需15~20分钟，这主要取决于患者的病情严重程度及其合作情况，如严重阻滞时，所需时间更长。评定的时间范围一般为评定当时或1周内的情况。

评定结果主要看：①总分，一般的划分线为：HDRS 17项版本总分≥24分，可能有严重抑郁；≥17分，可能是轻或中度抑郁；≤7分，没有抑郁症状；②7个因子分：焦虑/躯体化、体重、认知障碍、日夜变化、迟滞、睡眠障碍和绝望感。

3. 蒙哥马利-艾森贝格抑郁量表 蒙哥马利-艾森伯格抑郁量表（Montgomery-Asberg depression rating scale，MADRS）是由

Montgomery SA 和 Asberg M 于 1979 年编制的抑郁症状他评量表。该量表由于包含躯体症状的条目比 HDRS 少，在反映抑郁症状的变化方面更敏感，被认为治疗学研究的最佳抑郁症状评定工具之一。

该量表共 10 项条目，采取 0~6 分的七级评分法。评分 0、2、4、6 分有具体的评分标准，介于 0 分与 2 分之间评 1 分，介于 2 分与 4 分之间评 3 分，介于 4 分与 6 分之间评 5 分。量表由有经验的，经过培训的专科工作者任评分员。除第一项为观察项目外，其余均根据被试的自我报告评定。检查方法为开放式，与一般临床会谈相似，一次评定约为 15 分钟。目前尚无公认的分界值和严重程度的划分标准。

原作者报告 MADRS 的评定者间信度在 0.89~0.95，与 HDRS 的相关系数为 0.94。国内有针对抑郁症患者的研究显示评定者间信度为 0.954，与 HDRS 总分校标关联效度分别为 0.853。

4. 抑郁自评量表　抑郁自评量表（Self-Rating Depression Scale，SDS）是由 Zung 于 1965 年编制，应用广泛的抑郁症状自我测评工具之一，简便易用，主要用于抑郁症状的筛查。SDS 有 20 个条目，按症状出现的频度分为 1~4 分四级。为了防止主观偏向，其中一半条目设置为反向提问，评定时间范围为最近 1 周内。总分的阳性分界值为 41 分。临床上多以公式法计算抑郁严重程度指数：抑郁严重程度指数=各条目累积分/80（最高总分）。指数范围为 0.25~1.00，指数越高，抑郁程度越重。评分指数在 0.50 以下者无抑郁；0.50~0.59 为轻微或轻度抑郁；0.60~0.69 为中至较重度抑郁；0.70 以上为重度抑郁。

（三）轻躁狂症状筛查问卷

此类问卷主要有 32 项轻躁狂症状清单（32-item hypomania checklist，HCL-32）、心境障碍问卷（mood disorder questionnaire，

MDQ）以及双相谱系诊断量表（bipolar spectrum diagnostic scale，BSDS），均为自评式问卷，患者对于主要的症状条目仅需选择“是”或“否”即可。

上述问卷具有快速、客观的效果，可以排除外界的、主观的因素干扰，具有极大的优越性。问卷仅作为诊断的辅助工具之一，不能作为诊断依据，对问卷结果阳性的患者需要全面系统地评估才能作出诊断。使用该类工具时除参考划界分等指标外，还可根据量表填写结果对问诊中有遗漏的作出补充或加强问诊。

1. 32 项轻躁狂症状清单 32 项轻躁狂症状清单（HCL-32）有 32 项症状条目，由瑞士 Jules Angst 编制。国内 12 个中心的研究显示中文版 HCL-32 信效度较佳，对双相障碍与单相抑郁障碍区分的最佳划界分为 14 分，该划界分与 HCL-32 在欧洲多中心的精神科门诊研究结果一致。但上述国内研究在进行双相Ⅱ型障碍与单相抑郁障碍分析时发现，二者最佳划界分为 12 分。考虑到使用 14 分为划界分会导致部分双相Ⅱ障碍患者漏筛，因此推荐使用 12 分作为双相障碍与单相抑郁障碍的筛查划界分（对应敏感度及特异度分别为 0.86、0.69）。

2. 心境障碍问卷 心境障碍问卷（MDQ）有 13 项症状条目，由美国 Robert M Hirschfeld 编制。国内 12 个中心的研究显示中文版 MDQ 信效度较佳，区分双相障碍与单相抑郁障碍的最佳划界分为 7 分，与 MDQ 在美国精神科门诊患者的研究一致。但上述国内研究在进行双相Ⅱ型障碍与单相抑郁障碍分析时发现，二者最佳划界分为 6 分。考虑到使用 7 分为划界分可能会导致部分双相Ⅱ障碍患者漏筛，因此推荐使用 6 分作为双相障碍与单相抑郁障碍的筛查最佳划界分。

MDQ 中除了 13 项轻躁狂症状条目的第一部分外，第二部分还询问上述 13 个症状中是否有 2 个或以上的症状同时发生，第三部分则询问对社会功能的影响。国外及国内多中心研究数据表明，使用MDQ对精神科临床患者筛查时，仅仅使用第一部分（即13项条目）即可，若同时考虑第二、三部分则无法作为筛查问卷使用。原作者在对社区人群调查时使用了第二、三部分。

3. 双相谱系诊断量表 双相谱系诊断量表（BSDS）由S. Nassir Ghaemi和Ronald W. Pies编制。BSDS编制理念与HCL-32、MDQ略有不同。BSDS包含19项双相障碍患者常有的特征的条目，另有一项是被试评估上述19项条目是否符合被试的实际情况以及符合的程度。BSDS中的19项症状条目中除了轻躁狂症状之外，还有部分是反映双相抑郁的非典型特征条目（如食欲增加、睡眠增多等）、反映双相障碍病程中心境波动或转换特点的条目。

BSDS没有HCL-32、MDQ影响大，但也有不少临床工作人员及学者利用BSDS编制特点与上述两个问卷不同，分别联合HCL-32或MDQ作为工具。

国内研究显示中文版BSDS区分双相障碍与单相抑郁的最佳划界分13分（敏感度0.74、特异度0.54）。在美国，对临床样本的研究显示BSDS划界分为13分（敏感度及特异度分别为0.76、0.85）。

第 3 章 双相障碍诊断与鉴别

刘铁榜　郝　伟　杨海晨

一、双相障碍早期识别

双相障碍的临床表现隐匿，常被误诊及漏诊。Hirschfeld 等（2003）报道美国的研究显示双相障碍从首次出现症状到被确诊平均需要 7~10 年，有 69%的患者曾被诊断为其他疾病，其中以单相抑郁障碍最常见（60%），26%的患者曾被诊断为焦虑障碍（双相障碍漏诊），18%的患者曾被误诊为精神分裂症。其他疾病包括人格障碍、精神活性物质滥用等。

（一）双相障碍早期识别的关键是对轻躁狂发作的重视与识别

临床上许多轻躁狂发作并不是医师识别水平低，而是未予以足够的重视，在问诊时未询问或遗漏该内容的询问。对于典型抑郁发作（major depressive episode，MDE）的患者，临床上需要常规性的询问既往是否有躁狂或轻躁狂发作史。由于躁狂发作临床表现严重而明显，患者或知情人往往会主动诉说，因此医师对于 MDE 患者常规性地询问既往是否有轻躁狂发作史显得尤其重要。

但 Hantouche（1998）报道在法国的研究，根据一般临床诊断标准，双相Ⅱ型障碍（BD-Ⅱ）诊断率为22%，而经过多位专家的系统评估，BD-Ⅱ的诊断检出率为40%。因此，识别轻躁狂发作，还需要注意以下方面的问题。第一，对患者主观体验及知情人的观察均予以重视。轻躁狂发作由于程度轻，对社会功能影响小或没有影响，甚至有的对社会功能有正性影响，因此许多患者或知情者不觉异常。此时，医师应对患者的主观体验及知情人的观察均予以重视，遗漏任何一方均容易造成误诊。由于双相障碍发病跨度时间长，如条件允许还可向不同年龄阶段的知情人询问及向多位知情人询问。第二，充分利用自评性轻躁狂症状筛查量表，如 HCL-32 及 MDQ 等（详见量表章节）。这类筛查量表在临床上简单易行、耗时短，还可避免患者及家属对轻躁狂询问不理解造成的漏诊。医师除了参考量表划界分等指标外，还可根据患者对量表的填写内容补充询问病史。

（二）双相障碍早期正确诊断的关键是充分利用双相抑郁发作时的临床特征

近几十年来，大量的国内外研究均证明了双相抑郁与单相抑郁（典型抑郁障碍/抑郁症，major depressive disorder，MDD）有诸多不同的临床特征。多数研究显示，与单相抑郁患者比较，双相抑郁患者首次抑郁发作的年龄偏低（如<25 岁）、抑郁发作速度快、抑郁发作次数多或频繁发作、伴精神病性症状概率高、伴非典型抑郁症状概率高、容易出现难治性抑郁、容易在抗抑郁剂治疗中转相、自杀相对多见或严重、常共病焦虑障碍、常共病精神活性物质使用，双相障碍家族史阳性等。

还有的学者尝试将上述临床特征汇总，编制成他评量表用以筛查双相障碍。如 Soloman 等（2006）提出的“screening assessment of depression-polarity（SAD-P）”包含抑郁发作总次数、双相障碍家族史、当前抑郁发作是否存在妄想 3 个条目，利用这个简易的量表对双相Ⅰ型障碍患者的筛查敏感度达 72%，对双相Ⅱ型障碍患者为58%。国内杨海晨等（2010）年曾编制一个包含11个条目的双相抑郁指数量表（bipolar depression index scale，BDIS）显示他评量表BDIS分与患者自评性轻躁狂量表（MDQ、HCL-32）分有显著相关性。BDIS分对区别双相抑郁与单相抑郁有统计学意义，最佳划界分为5分（敏感度为0.80、特异度为0.64）。

Mitchell等（2008）在总结了许多关于双相抑郁临床特征的研究文献后提出双相抑郁诊断的“概率方法”（probabilistic approach），认为随着抑郁患者伴随的临床特征增多则患者属于双相抑郁的可能性增高。患者具备3个临床特征时阳性预测值为74.3%、4个特征为78.1%、5个特征为81.8%。Mitchell等认为抑郁患者具备下述5项或以上的临床特征时，则属于双相抑郁的可能性很大。这些特征有睡眠增加和/或日间睡眠、进食增加和/或体重增加、其他非典型抑郁症状，如“灌铅样麻痹（乏力）”、精神运动性迟滞、精神病性症状和/或病理性自罪感、心境易波动/躁狂症状、抑郁早发（≤25岁）、多次抑郁发作史（≥5次）及双相障碍阳性家族史等。

综上，目前人们已认识到双相抑郁有其特殊临床特征，但是如何利用或量化上述临床特征目前尚未达成共识。不过有一点是可以肯定的，抑郁患者伴随上述临床特征越多，患者属于双相抑郁的可能性越高。

需注意的是，在没有确凿证据显示患者有躁狂或轻躁狂史时，即使患者有较多的上述临床特征，也就是患者不符合双相障碍诊断标准时，不能诊断为双相障碍（有学者称之为“软双相”）。虽然此情况下不能诊断为双相障碍，上述特征仍具有一定的临床价值，对医师询问病史、诊断上的全面考虑，治疗上的调整及随访均有帮助。

（三）双相障碍早期识别的关键是双相障碍与共病疾病的关系

双相障碍与共病疾病（如注意力缺陷多动障碍、焦虑障碍、人格障碍、精神活性物质滥用等）相互重叠、相互作用，增加诊断困难，混淆临床医师，造成双相障碍漏诊（详见共病章节）。Hirschfeld 等（2003）报道 26%的双相障碍患者曾被诊断为焦虑障碍，这其中多数并非误诊，而属于漏诊。

（四）双相障碍早期识别的关键是正确认识情感发作伴有的精神病性症状

临床上，伴精神病性的躁狂发作或抑郁发作容易被误诊为精神分裂症等精神病性障碍，而双相障碍的躁狂发作及抑郁发作又常伴有精神病性症状。因此，临床上这种误诊也很常见。Pope 等（1983）综述了 18 篇双相障碍的研究资料，共计 3200 多例，发现精神病性症状的发生率为 20%～50%，其中 Schneider 一级症状（first rank symptoms，FRS）在躁狂发作的出现率为 8%～23%、在抑郁发作的出现率至少是 16%。Abrams 等（1981）报道双相障碍患者 Schneider 一级症状的出现率为 12%，被害妄想为 42%，听幻觉为 48%，伴上述症状的患者中 95% 曾被误诊为精神分裂症或分裂情感性精神病。江开达等（1991）对 200 例情感障碍患者研究后报道 14%的患者有 Schneider 一级症状，58%的患者有分裂性症状。

早期识别双相障碍难度大的原因很多，其中双相障碍自身疾病特点是其中一个很重要的因素，例如以抑郁发作为首次情感发作的双相障碍患者，在没有明确的躁狂或轻躁狂史的情况下，被诊断为单相抑郁障碍，无疑也是正确且合理的。

二、双相障碍诊断原则与思路

（一）症状学诊断与病程诊断并重的原则

双相障碍是一种长期、慢性的精神障碍，其症状及病程（course）非常复杂，除了上述提到的共病、伴精神病性症状之外，另外还有躁狂症状与抑郁症状不同程度混合、不同患者的发作或循环模式不同等因素。有学者用“M、m、D、d”字母不同组合来描述不同患者的症状学特点及病程特点。医师仅仅靠某一横断面的临床相很容易误诊或漏诊，这也是其容易被误诊和漏诊的重要因素之一。所以，在诊断双相障碍方面，需强调症状学诊断与病程诊断并重的原则。

双相障碍患者可出现躁狂（或轻躁狂）或抑郁这两种截然不同的临床相，我们可利用该特点进行双相障碍的诊断。例如精神活性物质滥用的患者若曾出现躁狂（或轻躁狂）发作，又曾出现抑郁发作，则应考虑在“精神活性物质滥用”的诊断之外还存在“双相障碍”的诊断。再如曾有多动表现且被诊断为ADHD的患者若出现明确的抑郁发作，则需要考虑可能存在双相障碍的诊断。因此，在诊断双相障碍时，详细询问病史，纵观患者整个病程很重要。

双相障碍被误诊为精神分裂症的原因，除了不能正确认识情感发作的精神病性症状之外，还与没有重视病程有关。许多在情感发作时难以确诊的患者在发展一段时间，根据其既有躁狂/轻躁狂发作又有抑郁发作，以及间歇性病程等特点，往往较容易正确诊断。

病程对双相障碍的诊断非常重要的原因还在于，双相障碍患者的病程复杂多变，不同的患者病程表现不一。有的发作次数多，呈快速循环发作，甚至是超快速循环发作，而有的患者发作次数少。因此，在诊断时对患者病程的关注有利于对患者诊断全面认识及评估、治疗方案的选择。

（二）共病诊断的原则

大量的研究表明，共病现象是双相障碍的突出表现之一。双相障碍患者共病其他精神障碍非常常见（详见共病章节）。

三、诊断标准与鉴别

（一）诊断标准与诊断要点

在双相障碍诊断部分，ICD-10 与 DSM-5 有许多差异，以下仅列出部分区别：① ICD-10 虽然在其他双相情感障碍（F31.8）中略提及双相Ⅱ型障碍，但是没有正式的双相障碍Ⅰ型、Ⅱ型的分型。② DSM-5 把“心境障碍”分类单元取消，取而代之的是“双相及相关障碍”“抑郁障碍”并列；而 ICD-10 中“双相情感障碍”“抑郁障碍”属于“心境障碍（F30-F39）”的不同亚型。③ DSM-5 在躁狂发作中核心症状方面为“心境高涨或易激惹以及活动（或精力）增高”。ICD-10 中躁狂发作的基本特征描述则为“心境高涨、身体和精神活动的量和速度均增多”。④ DSM-5 取消了“混合发作（mixed episode）”的诊断，而增加了“混合特征（mixed feature）”的描述。该“混合特征”可用于躁狂发作、轻躁狂发作以及抑郁发作（包括单相抑郁患者）。而 ICD-10 中有“双相情感障碍，目前为混合状态（F31.6）”诊断，该诊断与既往 DSM-Ⅳ中的混合发作类似。⑤除了上述的“混合特征”，DSM-5 中有许多对双相障碍患者临床特征的描述，如“伴焦虑性痛苦”“伴快速循环”“伴忧郁特征”“伴非典型特征”“伴与心境协调的精神病性症状特征”“伴与心境不协调的精神病性症状特征”“伴季节性模式”“伴紧张症状”“伴部分缓解 ”“伴完全缓解”“轻、中、重”等。而ICD-10中对特征的描述少，主要有“轻、中、重”、是否伴躯体症状、是否伴精神病性症状等。⑥“环性心境障碍”的归属：DSM-5中“环性心境障碍”归属“双相及相关障碍”，而ICD-10归属“持续性心境障碍（F34）”。⑦没有明显抑郁发作的躁狂患者：这类患者在DSM-5中诊断为双相Ⅰ型障碍。在ICD-10中，若患者仅1次发作，则诊断“躁狂发作”，若2次或以上发作，则诊断为“双相情感障碍，目前为躁狂发作”。⑧抗抑郁治疗所致转相：Akiskal等（1983）报道抗抑郁剂治疗引起转相对双相障碍诊断的特异度为100%，敏感度为32%，诊断价值达100%。ICD-10对抗抑郁剂治疗所致转相的诊断归属不明，不过DSM-5对此有明确描述。DSM-5提出如果患者在抗抑郁剂治疗（包括MECT/ECT）中出现转躁，患者符合躁狂或轻躁狂发作的症状学标准、严重标准、病程标准，而且症状持续时间超过了抗抑郁剂的药物效应持续时间，则可诊断躁狂或轻躁狂发作，即可诊断双相障碍。⑨DSM-5中有一个“其他特定的双相及相关障碍”分类，该分类对近年来研究的结果及相关的争议做了折衷。一定程度上，既尊重了研究结果，又照顾到了一些反对的意见。如有不少研究显示轻躁狂的病期（duration）为2天即可，但有的专家认为如果标准放得如此宽，会导致双相障碍过度诊断（overdiagnosis）。该分类患者主要有以下4种情况：短病期（2~3天）的“轻躁狂”以及一次或以上的典型抑郁发作；病期4天或以上，但症状学不足轻躁狂标准的“轻躁狂”以及一次或以上的典型抑郁发作；一次或以上的轻躁狂发作（症状均及病期满足标准）而既往无典型抑郁发作；病期小于24个月的环性心境障碍（如果是儿童或青少年则小于12个月）。⑩DSM-5中双相障碍章节的正式名称是“双相及相关障碍”，这一点变化主要是DSM-5中将“物质所致双相障碍”“躯体疾病导致双相障碍”也列入该分类。这种分类思维与ICD-10不同，也与我国传统的诊断思路有较大不同。我国传统上将上述分别列入“使用精神活性物质所致的精神和行为障碍”“器质性精神障碍（包括症状性精神障碍）”。

1. 躁狂发作（manic episode）诊断要点　典型躁狂发作常为急性或亚急性起病，其临床特征是异常并持续的情感高涨或易激惹、思维加快或夸大、意志行为增强。

（1）情感症状：情感高涨可表现为轻松、愉快、热情、乐观和兴高采烈等，在他人看来愉快而有感染力。但当要求得不到满足时，患者的情绪可能会很快变为易激惹。也有部分患者以易激惹为主，表现为不能听取一点反对意见，因细小琐事而大发雷霆。

（2）认知症状：患者思维联想活跃，思维和观念难以约束，话多且语速快，滔滔不绝、难以打断，严重者出现思维奔逸，观念飘忽不定，有时容易被误解为思维散漫。患者通常显得过分自信、对外界事物的看法常有自己一套观点。患者自我评价过高和夸大，高谈阔论，如认为自己才华出众、出身名门、权位显赫、非常富有、神通广大等。他们的判断力受损，导致他们花钱大手大脚、挥霍、盲目投资。患者的注意力容易转移，严重者随境转移，难以集中注意于交谈。急性期躁狂患者常无自知力。

（3）意志行为症状：患者的计划、打算增多，并往往伴有夸大、盲目、不切实际的成分。患者可表现为爱好交际、外向、自信。他们常言语诙谐、满篇笑话，但常不合时宜。患者出现性欲亢进、性行为混乱、不加节制。也可能穿着色彩艳丽、修饰夸张，却失之恰当。随着病情发展，患者可能说话声更大、语速更快，伴命令口吻，并变得有攻击性和威胁性。患者活动过多，可能会导致虚脱、衰竭，尤其是年老、体弱及进食差的患者。

（4）生理症状：表现为睡眠减少或根本不睡觉，而患者仍然会感到已经休息好了。而睡眠少或不睡眠又可加重躁狂症状。睡眠减少有可能是躁狂发作的前兆。患者可有交感神经功能兴奋症状，如面色红润、双目有神、心率加快、瞳孔轻度扩大等。不过患者由于自我感觉良好而较少诉说躯体不适。

（5）精神病性症状：躁狂患者伴精神病性症状，常见的有夸大妄想、被害妄想及关系妄想等，幻觉相对少且短暂。患者精神病性症状内容常与心境高涨等躁狂症状有联系，如夸大基础上认为被他人嫉妒、谋财害命或夸奖等。除了幻觉、妄想、紧张性症状，在 ICD-10 中“广泛的兴奋和活动过多”“显著的精神运动性迟滞”也可被认为精神病性症状。极少数患者出现木僵症状，患者表现不语不动，他们面部表情却显得很高兴，缓解后，患者会述说思维联想加快等典型的躁狂思维。

（6）其他：少数严重患者可以出现定向障碍、视幻觉等意识障碍方面的表现，称之为谵妄性躁狂。

诊断标准：①核心症状：ICD-10 中躁狂发作的基本特征描述则为“心境高涨、身体和精神活动的量和速度均增多”。DSM-5 在躁狂发作中核心症状方面为“心境高涨或易激惹以及活动（或精力）增高”（详见附录中的诊断标准）。②症状标准及严重标准：ICD-10 与 DSM-5 接近。③病程标准：ICD-10 与 DSM-5 接近，均要求 1 周或以上的时间（DSM-5 中以补充的形式说明“若患者住院则不要求 1 周的病期”。由于多种疾病，如脑炎所致精神障碍均可出现急性精神运动性兴奋等类躁狂的表现，所以我们推荐以 ICD-10 标准为宜）。④排除标准：ICD-10 与 DSM-5 接近。

2. 轻躁狂发作（hypomanic episode）诊断要点 轻躁狂症状与躁狂症状相似，只是在症状的严重程度和社会功能损害水平上未达到躁狂症状的程度（如患者的职业能力轻微受损或不受损）。患者存在持续的（至少 4 天）心境高涨、精力增强和活动增多，常有感觉良好，觉得身体和精神活动富有效率。社交活动增多，说话多，与人过分熟悉、性欲增强、睡眠需要减少等表现也常见，但其程度不至于造成社会功能严重受损或引起社会拒绝。有时易激惹、自负自傲、行为鲁莽的表现代替了上述较常见的症状。

患者可有注意集中的损害，从而降低从事工作、进行娱乐的能力，但并不防碍其对全新的活动和冒险表现出兴趣和轻度挥霍表现。

多数轻躁狂患者不承认自己有病，尽量将自己的症状描述得很轻并拒绝治疗。但与患者接触较多的人，如亲属、同事常能够发现患者轻躁狂时期与平时不同。

轻躁狂发作的以下特点可有助于与躁狂发作区别：①病期4天即可；②没有精神病性症状；③对社会功能不造成严重损害；④一般不需要住院治疗。

诊断标准方面，ICD-10与DSM-5接近（详见附录中的诊断标准）。

3. 抑郁发作（major depressive episode）诊断要点　无论是ICD-10，还是DSM-5，均未强调双相障碍抑郁发作与单相抑郁障碍（典型抑郁障碍/抑郁症，MDD）抑郁发作的区别。但二者实际上有较多不同的临床特征（在“诊断原则”中已详述）。

具体诊断标准方面，ICD-10与DSM-5接近（详见附录中的诊断标准）。ICD-10强调“抑郁发作”中有“轻度抑郁发作”“中度抑郁发作”及“重度抑郁发作”的区分。上述严重程度区分有赖于复杂临床判断，包括症状数量、类型以及严重度。ICD-10认为日常工作和社交活动的表现通常是帮助了解严重程度的有用指标；但是，个人、社会、文化的影响使症状的严重程度与社会功能之间并不呈平行关系。

（二）鉴别诊断

双相障碍患者的误诊中，除了常被误诊为抑郁症（即单相抑郁障碍）、精神分裂症之外，双相Ⅱ型障碍患者常被误诊或漏诊为焦虑障碍、人格障碍等。由于双相障碍的共病现象常见，如存在多种临床综合征，且达到各自诊断标准，应分别作出诊断，即采取多轴诊断原则。

可能与躁狂、抑郁发作有关的躯体疾病种类众多，临床上主要依据病史、体格检查和实验室检查，以及精神症状与躯体疾病的发生、发展和转归之间的关系加以鉴别。

1. 器质性（包括症状性） 双相障碍躯体疾病和物质导致的心境障碍，在 ICD-10 中归属于“器质性精神障碍（F00-F09）”，而在 DSM-5 被归属为“双相及相关障碍”的亚类。根据 ICD-10，躯体疾病和物质导致的心境障碍严格来讲属于双相障碍的排除性诊断标准（由于 ICD-10 是我国卫生主管部门推荐的疾病分类系统，因此本指南按 ICD-10 阐述）。

某些躯体疾病尤其是脑部疾病可出现躁狂或轻躁狂发作。Strakstein 等（1989）对卒中后继发性躁狂患者的研究得出结论：右前额叶损伤容易出现躁狂症状，而左侧脑区的损害容易出现抑郁症状。这种由于躯体疾病所致的躁狂发作一般不表现为典型的情感高涨，没有“愉快”的临床特点，而是以“欣快”体验、情绪不稳定、焦虑紧张等体验为主。不具有感染力，患者并不主动参与环境。其发作与原发疾病密切相关。详细的体格检查、实验室检查（尤其是脑影像学检查）有助于鉴别。临床上对首次躁狂或抑郁发作年龄较大（如>50 岁）的患者，应特别注意排除可能的躯体原因。

药物，从皮质激素到异磷酰胺（烷化剂，一种抗肿瘤药物）均可诱发（轻）躁狂症状。导致躁狂/轻躁狂发作的药物及神经系统疾病见表 3-1。

表 3-1 诱发躁狂或轻躁狂发作的药物及神经系统疾病

药物	神经系统疾病
抗惊厥药物	亨廷顿病
巴比妥类	多发性硬化
苯二氮䓬类	卒中后遗症
溴化物	右侧大脑半球损伤
支气管扩张剂	右侧颞叶癫痫
西米替丁	癫痫
可卡因	感染性疾病
皮质类固醇和促肾上腺皮质激素	单纯疱疹性脑炎
戒酒硫	HIV 感染
左旋多巴	流行性感冒
致幻剂	神经性梅毒
异烟肼	Q 热
甲氧氯普胺	肿瘤
苯环利定	间脑神经胶质瘤
丙卡巴肼	矢状窦周脑膜瘤
卡马特灵	右脑室脑膜瘤
拟交感胺	右侧颞叶顶枕部转移瘤
三环类抗抑郁剂	蝶鞍上颅咽管瘤
代谢障碍	第四脑室底肿瘤
Addison 病	其他
透析/血液透析	谵妄
甲状腺功能亢进	MECT/ECT
Iatrogenic Cushing 病	分离后综合征
感染后状态	创伤后意识浑浊
手术后状态	右侧颞叶切除术
维生素 B_{12} 缺乏	5-羟色胺综合征

2. 精神活性物质滥用所致精神障碍 双相障碍与精神活性物质所致精神障碍有很高的共病率。精神活性物质可以导致吸食者出现类似混合发作的精神异常表现，也可诱发双相情感障碍患者出现情感发作。主要依据病史资料和精神活性物质定性进行鉴别。

单纯的精神活性物质所致精神障碍既往多无躁狂或抑郁发作史，临床表现不属于典型的情感发作，部分患者出现生动的幻视，转归与精神活性物质吸食有密切的联系，停止吸食后症状也很快消失。而双相情感障碍既往有情感发作史、症状典型、一般没有生动的幻视，转归与精神活性物质吸食联系不紧密。

3. 精神分裂症 双相障碍患者躁狂、典型抑郁发作时常伴有精神病性症状，包括 Schneider 一级症状群、幻听等。因此，双相障碍易被误诊为精神分裂症。

在躁狂发作期，尤其是伴精神病性症状的躁狂发作的患者，与精神分裂症相比，躁狂发作常急性起病并快速进展，患者的情绪反应与周围环境具有一定的联系，与内心体验相一致，且富有感染力；一般来说，思维内容不荒谬、具有一定的现实性和可理解性，多有相一致的情绪背景；若伴有精神病性症状，则其出现在情绪症状的高峰阶段，持续时间较短，经过治疗后较快消失；间歇期社会功能保持相对完好，多无残留症状。不少患者有心境障碍家族史。

躁狂症患者倾向于主动述说自己的想法、病情等，而精神分裂症患者常隐瞒自己的病情，不愿主动暴露自己思维活动，对自己的内心想法遮遮掩掩，有隐瞒倾向。

分裂症患者的言语内容常围绕与“我”相关的内容。而躁狂症患者的言语内容则更多围绕自身以外，如社会、国家的利益或问题，对社会、国家的现象滔滔不绝地发表议论及自己的见解。有人总结前者为思维向内投，后者为思维向外投。躁狂症患者言语内容除了夸大内容及色彩之外，许多还有“积极向上”的特点，如要去考硕士、博士、做官、创业等。而分裂症患者常缺乏这个特点。

木僵状态常出现在严重抑郁发作阶段，此时与精神分裂症紧张型颇难鉴别，但抑郁性木僵往往是逐渐发生的，之前常有抑郁情绪，木僵往往是不完全的，罕见有排便无法自理、肌张力增高、蜡样屈曲和空气枕头等症状，也不伴有精神紧张性兴奋。仔细观察时还可以发现患者的眼神往往与检查者保持一定的交流，或者眶中含泪，或者对情感刺激保持一定的反应，而且木僵一旦解除，其情绪低落的抑郁特征便暴露无遗，与精神分裂症的淡漠和精神病性症状为主的特征形成对照。

4. 注意缺陷与多动障碍（attention-deficit hyperactivity disorder，ADHD） 青少年期双相障碍躁狂发作应与 ADHD 相鉴别，因为二者都有活动过多、行为冲动等表现。ADHD 多在 7 岁之前发病，而双相障碍在 7 岁之后。ADHD 病程为慢性而而双相障碍多呈发作性。双相障碍的以下一些特征症状有助于区别 ADHD：心境高涨、夸大、思维奔逸、睡眠需要减少、性欲亢进。相反，易激惹、活动过多、言语加速、注意力不集中是二者之间非特异的症状，在 ADHD 中极少出现精神病性症状或自杀症状。单纯的 ADHD 一般不会表现出极端的情绪波动、持续性的脾气爆发以及自杀观念，而这些症状容易见于双相情感障碍。青春期前严重的攻击或凶杀行为往往提示心境或品行障碍，而非 ADHD。

另外，青少年双相障碍患者与 ADHD 共病率较高，临床上应特别注意。

5. 分裂情感性精神障碍 双相障碍，尤其是伴有精神病性症状的双相障碍与分裂情感性精神障碍非常难区别，以至于许多关于双相障碍的研究，均把分裂情感性精神障碍纳入。许多学者认为分裂情感性精神障碍只是分裂症到情感障碍连续谱的中间部分，而伴精神病性症状的心境障碍的位置与其相邻。

根据ICD-10，分裂情感性障碍为一种发作性障碍，在同一次发作中，明显而确实的情感性症状与分裂性症状同时出现或相差几天，因而发作既不符合精神分裂症亦不符合抑郁或躁狂发作诊断，此时方可做出分裂情感性障碍的诊断。

6. 人格障碍 双相障碍与人格障碍二者的关系复杂，患者的人格与症状相互间有影响，二者有很高的共病率。

双相障碍首次发作多在成年初期，症状多呈发作性，间歇性病程；而人格障碍起病于儿童期或青春期，逐渐起病，持续性病程。双相障碍的症状有起病、发展、缓解及消失等变化过程；而人格障碍表现是稳定、长期的。

（1）与边缘性人格障鉴别：双相障碍与边缘性人格障碍关系特别复杂。Akiskal曾认为边缘性人格障碍实际是双相障碍，主张取消边缘性人格障碍。双相障碍中主要以双相Ⅱ型障碍的患者容易与边缘性人格障碍混淆。以下方面有助于区别：①前者有明显的起病过程，多在20岁以前发病，常发病于青少年；后者起病过程不明显。②前者心境改变程度大，容易觉察；后者心境改变程度不大，很难觉察。③前者心境改变多没有明显生活事件；后者心境改变多由生活事件导致。④前者情感发作持续数日或更长时间；后者心境改变多持续数小时以内。⑤前者心境改变谱有心境良好、恶劣心境、焦虑与心境高涨的改变。易激惹的心境改变可能与抗抑郁剂有关。后者心境改变谱有心境良好、恶劣心境、焦虑与愤怒的心境改变，但是心境高涨的改变很少见。⑥前者冲动及冒险行为呈发作性；后者冲动及冒险行为呈慢性。⑦前者自杀企图与抑郁发作有关；后者反复自杀姿态与抑郁或内外诱因都有关。⑧前者自残少见；后者自残常见。⑨前者的家族史中有双相障碍或反复发作抑郁症；后者情感障碍家族史常阴性。⑩前者心境稳定剂疗效好；后者心境稳定剂疗效不佳，但可能对行为治疗疗效好。

（2）与自恋性人格障碍鉴别：双相障碍中尤其是以轻躁狂

或躁狂发作为主的患者容易被误诊为自恋性人格障碍。以下几点有助于鉴别：①病前情况：前者常为外向个性、活泼、朋友多；而后者常较内向性格、话不多、朋友少。②病程特点：前者有明确的起病时间，呈发作性病程；后者起病隐匿，呈持续性病程，逐渐起病，无间歇期。③症状表现：前者阶段性外显夸大，情感高涨，发病期体验到愉快和满足感，兴奋话多，语流、语速增快，语量增多，活动增多，常伴有精神运动性兴奋，发病期常不能安静下来，睡眠需要减少。后者长期沉溺于夸大体验中，无情感高涨体验，常有不满足感，无兴奋话多，语速不快，语量不多，活动不多，无精神运动性兴奋，常安静地独自看书、琢磨，睡眠正常。④社会功能：影响个人日常生活和职业能力；后者一般不影响个人日常生活和职业能力。

7. 应激相关障碍　生活事件的应激对双相障碍的情感发作有促发作用，临床上可以见到许多患者情感发作前常有一定应激性事件。家属与患者也可能强调应激性事件的作用而误导医师。以下特点有助于诊断双相情感障碍：①患者既往可能有（轻）躁狂或抑郁发作史；②生活事件的应激强度不高，与疾病的严重程度不一致；③临床表现与应激性生活事件联系不紧密，而以“（轻）躁狂症状群”“抑郁症状群”或“混合性发作”为主要表现；④患者的病情转归可能与生活事件联系不紧密，如应激性因素消失，但症状持续；⑤有双相情感障碍家族史。

（三）破坏性心境失调障碍（DMDD）简介

双相障碍近几十年来在国际上成为临床及研究的热门，但也有一些学者提出双相障碍过度诊断的观点，尤其是在儿童及青少年中。针对此，DSM-5 提出一个新诊断，即破坏性心境失调障碍（disruptive mood dysregulation disorder，DMDD）。DMDD 虽然被置于抑郁障碍中，却是与双相障碍密切有关的。

根据 DSM-5，DMDD 的诊断内容如下：严重、反复的表现在言语和/或行为上的脾气爆发，其程度或持续时间超出了当时环境所能认可的范围；脾气爆发程度与年龄发育不相称；脾气爆发（平均）≥3 次/周；脾气爆发间歇的心境持续易激惹或发怒，基本上每天的大多数时间均有上述表现，且周围人可观察到；上述表现已有 12 个月或以上；前 4 项条目的症状表现在 2 个或以上的不同环境中，且至少在 1 个环境中是比较严重的；6 岁以下，18 岁以上者不能作出该诊断；通过病史或观察，前 5 项条目中的症状起病于 10 岁之前；如果症状学满足躁狂或轻躁狂发作，但这种状态不超过 1 天；行为表现无法以 DMDD 或其他精神障碍诊断解释；行为表现无法以生理原因、躯体或精神活性物质解释。

四、病程与预后

（一）起病

首次躁狂发作多发生于青年期，躁狂和轻躁狂的起病通常较急（尤其是前者）。躁狂发作是精神科急诊常见情况之一，可在数日内迅速发展至疾病状态。抑郁发作起病相对较缓，通常在数天至数周内逐渐发生，前驱期可有持续数周到数月的焦虑症状。

（二）病程

躁狂发作和混合发作的自然病程大概是数周到数月，平均 3 个月左右；而抑郁发作持续时间通常 6 个月至 1 年，平均为 9 个月。部分患者的病程可呈自限性，轻度发作即便不加治疗也可能在一段时间后自发缓解。躁狂和抑郁的发作没有固定的顺序，可连续多次躁狂发作后有一次抑郁发作。也可能反过来，或躁狂和抑郁交替发作，但很少有混合发作发展成躁狂发作的情况。

发作间歇期症状可完全缓解，也有20%~30%的双相Ⅰ型和15%的双相Ⅱ型患者持续存在情绪不稳。间歇期的长短不一，可从数月到数年。随着年龄增长和发作次数增加，正常间歇期有逐渐缩短的趋势。

双相障碍抑郁发作的患者使用抗抑郁药物治疗有诱发躁狂的风险，并可能增加发作的频度，甚至导致快速循环发作。其中，传统的环类抗抑郁药如丙米嗪、阿米替林、氯丙米嗪、麦普替林等诱发躁狂的可能性比较大。5-羟色胺及去甲肾上腺素再摄取抑制剂类（selective serotonin-norepinephrine reuptake inhibitor，SNRIs）（如文拉法辛）的转躁狂率明显高于选择性5-羟色胺再摄取抑制剂（selective serotonin reuptake inhibitors，SSRIs）、安非他酮。另外，文献报道MECT/ECT也有可能诱发躁狂。

快速循环发作是一种特殊的病程形式，是指过去12个月中，至少有4次情感障碍发作，每次发作形式不同，但符合（轻）躁狂发作、抑郁发作或混合性发作标准。极快速循环者甚至可以48小时为一循环，两相间常无明显的间歇期，常被看作是双相障碍中的恶性病程形式，临床上终止其循环颇为棘手。快速循环可以是自发性病程，也可以是抗抑郁治疗，特别是抗抑郁药促发躁狂或轻躁狂而成。其中，以三环类抗抑郁剂（TCAs）最易诱发，安非他酮、SSRIs相对较少。

（三）预后

虽然双相障碍可有自限性，但如果不加治疗，复发几乎是不可避免的。未经治疗者中，50%的患者能够在首次发作后的第一年内自发缓解，其余的在以后的岁月里缓解的不到1/3，终生复发率达90%以上，约15%的患者自杀死亡，10%转为慢性状态。在应用锂盐治疗双相障碍以前，患者一生平均有9次发作。

长期、反复的情感发作，可导致患者人格改变和社会功能受损。1/3 的双相Ⅰ型障碍患者有慢性症状和明显的社会功能缺损。只有躁狂发作的双相Ⅰ型比有抑郁发作者预后好，但双相Ⅰ型伴混合特征或伴快速循环特征的预后更差。对双相Ⅰ型障碍患者的 4 年追踪研究发现，病前职业状况不良、酒依赖、有精神病性特征、抑郁特征、发作间歇期的抑郁特征和男性与不良预后有关；躁狂发作期短暂、发病晚、无自杀观念和共病情况者预后较好。

五、双相障碍的共病问题

精神科的共病（co-morbidity）是指患者当前或者既往任何一段时间内同时出现两种或者两种以上的精神问题和（或）躯体问题。理论上，精神科的共病主要有三种情况：①精神障碍与人格或者发育障碍的共病，如双相障碍与人格障碍，这两种障碍的发生、发展中可能相互影响；②精神障碍与躯体疾病的共病，如精神分裂症与乙型病毒性肝炎共病，此两病之间可能没有共同的发病基础与必然的内在联系，此时可能以用“多元病论”来解释；③精神障碍之间的共病，如双相障碍与物质使用障碍共病，患者的双相障碍与物质使用障碍相对独立，均达到症状、严重度及病程标准。

需要特别指出，共病不包括双相障碍伴有的焦虑症状或者物质滥用时出现的躁狂样表现等；也不包括在物质依赖戒断过程中的易激惹症状；或者以往有一种疾病，缓解后又发生另一种疾病的情况。

双相障碍与其他精神障碍的共病率很高，是其他精神障碍的 2 倍，如表 3-2 显示，双相障碍与其他疾病的终生共病率为 50%~70%。Stanley Foundation Bipolar Treatment Outcome Network

研究发现，在 288 例双相障碍患者中，187 例（65%）患者符合至少一项精神障碍的诊断，42%符合两项及以上精神障碍的诊断，24%符合三项及以上精神障碍的诊断。

临床发现，双相障碍共病精神、躯体疾病往往影响双相障碍的临床表现、病程以及治疗反应。双相障碍共患其他诊断的患者往往与起病年龄较早、容易发生快速循环、每一次发作后症状更加严重、一级亲属药物滥用率高。另外，共病使整体预后不佳、自杀率增加、对锂盐反应较差、诊断延迟等。与躯体疾病的共病增加了双相障碍患者的病死率。

表 3-2 双相障碍与其他疾病的共病率（%）

疾病	平均共病率	范围
所有的精神障碍障碍	65	50~70
物质使用障碍	56	34~60
酒滥用	49	30~69
其他物质滥用	44	14~60
焦虑障碍	71	49~92
社交障碍	47	
创伤后应激障碍（posttraumatic stress disorder，PTSD）	39	
惊恐障碍	11	3~21
强迫症（obsessive compulsive disorder，OCD）	10	2~21
暴食障碍（binge-eating disorder）	13	
人格障碍	36	29~38
偏头痛	28	15~40
超重	58	
肥胖	21	
2 型糖尿病	10	
甲状腺功能减退	9	

注：Ⅰ型与Ⅱ型障碍的共病率无明显统计学差异

双相障碍与其他疾病共病的基本模式大概有以下几种：①双相障碍与其他障碍有共同的病理生理基础、易感性等，如双相障碍与抑郁、焦虑、代谢综合征等；②双相障碍能增加其他障碍的可能性，如双相障碍患者在躁狂状态常常因失控而滥用酒精与药物，在抑郁期间可能常常用药物、酒精缓解不良情绪；③其他精神障碍能增加双相障碍发生的可能性，或者使双相障碍提前发生，如使用大麻可以使精神分裂症提前发生，兴奋剂滥用、大麻滥用等可以出现精神分裂样表现；④双相障碍与其他精神障碍没有关系，同时发生在一个患者属于偶然。

（一）双相障碍共病物质滥用

文献均报道双相障碍与物质使用障碍（依赖、滥用）有很高的共病率，由于物质使用，使双相障碍的诊断更加困难，治疗措施难以实施。

双相障碍与物质使用障碍共病的患者常为男性，起病较早，有较多的自杀意念与行为，健康状况、社会功能较差，治疗依从性也较差。但与一般的理解相反，STEP-BD 对双相障碍与物质使用障碍患者进行随访，如果控制发病年龄，患者的情绪问题恢复似乎不比单纯的双相障碍患者差，甚至更好一些。

双相障碍本身诊断就非常困难，如果患者同时滥用酒精与药物，使诊断的难度明显增加。在临床上，许多诊断双相障碍患者的物质使用障碍被漏诊，反之亦然。全面了解病史、药物滥用史尤为重要，建议注意以下因素。

1. 物质的药理作用与中毒、戒断等时的临床表现 一般来说，兴奋剂（如苯丙胺、甲基苯丙胺、可卡因）使用、酒精急性中毒初期可以表现为躁狂样表现。但躁狂样表现不太可能出现在严重酒精中毒、镇静催眠药物、阿片类物质中毒期间等。在戒断期，兴奋剂依赖患者可能导致抑郁样表现，而阿片类、酒精、镇静催眠药可能出现焦虑、抑郁表现等。表 3-3 示各种物质使用所致精神障碍的表现。

表 3-3　各种物质使用所致的精神障碍

物质	精神病性障碍	双相障碍	抑郁障碍	焦虑障碍	OCD	睡眠障碍	性功能障碍	谵妄	神经认知障碍
酒精	I/W	I/W	I/W	I/W	–	I/W	I/W	I/W	I/W/P
咖啡因	–	–	–	–I	–	I/W	–	–	–
大麻	I	–	–	I	–	I/W	–	I	–
致幻剂	I	I	I	I	–	–	–	I	–
吸入剂	I	–	I	I	–	–	–	I	I/P
阿片类	–	I/W	W	–	–	I/W	I/W	I/W	–
镇静催眠药	I/W	I/W	I/W	W		I/W	I/W	I/W	I/W/P
兴奋剂	I	I/W	I/W	I/W	I/W	I/W	I	I	–
烟草	–	–	–	–	–	W	–	–	–
其他	I/W	I/W	I/W	I/W	I/W	I/W	I/W	I/W	I/W/P

注：I：急性中毒状态；W：戒断；I/W：中毒或者戒断状态；P：持续存在状态

2. 精神症状与药物使用的时间关系　很显然，如果双相障碍精神症状出现在物质使用之前，那么双相障碍与物质滥用/依赖是相对独立的状态，考虑共病诊断；如果双相障碍症状在急性戒断症状或者严重中毒之后相当长一段时间（如超过一个月）仍然存在，同样考虑共病诊断，反之就应该诊断物质所致的双相障碍。

我国专业工作者对双相障碍患者的酒精、药物使用问题认识程度不够，因而有漏诊的可能。但由于酒精、药物使用所导致精神症状与双相障碍有交叉重叠，故而也有共病过度诊断的问题。

（二）双相障碍共病焦虑障碍

焦虑症状常在躁狂、抑郁发作时出现，所以很容易理解焦虑障碍与双相障碍共病发生率非常高。有作者甚至认为，双相障碍与焦虑共病就是双相障碍一个亚型。National 发现，92.0%的双相障碍的患者在其一生中共病焦虑障碍，包括社交恐怖障碍（47.0%）、PTSD（38.8%）等。在 ECA 调查中，共病的焦虑障碍包括惊恐障碍（20.8%）、强迫症（21.0%）、社交恐惧症（13.3%）。与焦虑障碍的共病多为女性患者，是男性的 1.42 倍。一般来说，与焦虑障碍共病，预后较差，标准心境稳定剂疗效较差、残留症状多、较多的药物滥用率、较高自杀的风险等。

（三）双相障碍与其他精神障碍共病

1. 进食障碍 在一项 61 例双相障碍研究中，13%患者符合暴食障碍（binge-eating disorder），还有 25%的双相障碍患者符合部分暴食障碍。

2. 注意缺陷综合征（ADHD） 儿童期双相障碍往往具有慢性、快速循环、混合躁狂状态，常常与 ADHD 以及品行障碍共病。双相障碍症状表现与 ADHD、品行障碍表现的类似，如注意不集中、冲动性、多动、攻击性等，给鉴别诊断带来困难，也使共病被过度诊断，导致对双相障碍患者过度处方兴奋剂，从而诱发躁狂或快速循环。

3. 人格障碍 在一项研究中，38%的双相障碍患者也符合人格障碍的诊断标准，常见的为自恋、边缘性人格障碍。与人格共病的双相障碍常常预后较差、服用其他精神药物较多、更多酒精和药物滥用史。

（四）双相障碍与躯体疾病共病

1. 代谢综合征 一项大规模的研究发现，在 3898 例双相障碍患者中，54.8%有肥胖（BMI ≥ 30.0 kg/m^2），48.1%有高三酰甘油血症，50.6%有高血压。共病的机制不清，可能与双相障碍患者不关注个人卫生、不健康的生活行为方式、共同的生物易感性以及药物不良反应有关。例如抑郁症状往往导致贪食与运动过少，睡眠问题也与贪食与肥胖有关。有研究发现，即使在用药之前，双相障碍也往往存在代谢综合征问题。当然，在临床中更为常见的还是长期使用诸如氯氮平、奥氮平、利培酮、喹硫平所导致的代谢综合征问题。

2. 心血管疾病　临床上发现双相障碍患者患脑血管疾病、冠心病以及急性心肌梗死风险较正常人群高 2 倍。瑞典的一项全国大型双相障碍患者心血管疾病死亡率的调查发现，双相障碍患者中，38%死于心血管疾病，而因自杀或其他外部原因死亡仅占 18%。导致共病的风险因素包括肥胖、代谢综合征、糖尿病、缺乏运动等。另外，双相障碍患者出现心血管危险比一般人群早 4~20 年。双相障碍患者死于心血管疾病的年龄比一般人群早约 10 年。

双相障碍共患心血管疾病的病因及发病机制尚未清楚。大量文献表明，二者的病理生理变化存在联系。有研究发现，双相障碍的病理生理变化促进了心血管疾病的发生。当然，药物治疗与此也有密切的关系，如锂盐不仅能增加体重，而且可影响心脏传导。不同的非典型抗精神病药物带来的代谢综合征的风险高低不一，其中奥氮平、氯氮平与代谢综合征的风险最高，其次是利培酮和喹硫平，齐拉西酮和阿立哌唑的风险最小。

3. 2 型糖尿病　与普通人群（发生率约为 3.4%）相比，2 型糖尿病发生率较高，在一项住院患者的调查中为 9.9%。机制不清，可能与二者间有共同的病理生理基础，或者与长期使用精神药物导致体重增加等有关。

4. 其他躯体疾病　与普通人群相比，有些躯体疾病在双相障碍患者中更为常见，如偏头痛（31%，女性多见）、腭-心-面综合征（velo-cardio-facial syndrome）、多发性硬化、库欣综合征、脑常染色体显性遗传皮质下梗死动脉病和脑白质病

（CADASIL）等。

需要指出的是，有些躯体疾病可以导致“继发性躁狂”，如脑卒中、脑肿瘤、脑外伤、中枢神经系统感染、内分泌疾病等。虽然这些问题不能诊断为双相障碍，但具有鉴别意义。又如，长期锂盐治疗导致的甲状腺功能减退，长期丙戊酸盐治疗导致的多囊卵巢综合征等也应该鉴别。

第 4 章　双相障碍治疗建议

王　刚　赵靖平　方贻儒　汪作为　杨海晨
胡昌清　张　宁　孙　静

一、双相障碍治疗原则

（一）充分评估、量化监测原则（1/A）

双相障碍临床表现复杂多样，患者的不同症状及其特点（包括伴焦虑症状、伴精神病性症状、伴混合特征、自杀风险、攻击风险、快速循环等）、影响治疗的躯体状况（谵妄、不稳定的重大躯体疾病、存在电抽搐治疗禁忌证、药物治疗禁忌证等）、合并其他精神疾病诊断、目前用药和既往用药情况、治疗依从性以及社会心理应激等因素，均可能影响治疗决策。因此需要对患者进行充分地评估，并定期应用实验室检查及精神科量表（自评量表和他评量表）进行治疗反应及耐受性、安全性、社会功能、生活质量以及药物经济负担方面的量化监测。

（二）综合治疗原则（1/A）

尽管用于治疗双相障碍的精神药物有了长足的发展，但双相障碍各种发作的急性期治疗及预防复发的疗效仍不尽如人意。应采取药物治疗、物理治疗、心理治疗（包括支持性心理治疗、认知行为治疗、人际关系治疗等）和危机干预等措施的综合运用，在疾病的不同治疗阶段因需组合、主次有序，其目的在于提高疗效、改善依从性、预防复燃复发、减少自杀和攻击行为，改善社会功能和更好地提高患者生活质量，促进患者全面康复。

（三）全病程治疗原则（1/A）

由于双相障碍几乎终生以循环方式反复发作，其发作的频率远较抑郁障碍为高，尤以快速循环病程者为甚。因此，双相障碍常是慢性过程障碍，其治疗目标除缓解急性期症状外，还应坚持全病程治疗原则以阻断反复发作。医师应在治疗开始前应告知患者和家属全病程治疗的重要性及实施办法，争取良好的依从性。全病程治疗可分为3个治疗期（表4-1）。

表4-1　全病程治疗目的、时间及要点

分期	治疗目的	治疗时间	要点
急性治疗期	控制症状、缩短病程	一般6~8周（难治性病例除外）	药物治疗为主；治疗应充分，并达到完全缓解，以免症状复燃或恶化
巩固治疗期	防止症状复燃、促使社会功能的恢复	抑郁发作4~6个月，躁狂或混合性发作2~3个月	主要治疗药物（如心境稳定剂）剂量应维持急性期治疗水平不变；配合心理治疗十分必要（防止患者自行减药或停药，促进其社会功能恢复）
维持治疗期	防止复发，维持良好社会功能，提高患者生活质量	尚无定论；多次发作者，可考虑在病情稳定达到既往发作2~3个循环的间歇期或2~3年	确诊患者在第二次发作缓解后即可给予维持治疗；密切观察下适当调整药物剂量；去除潜在社会心理不良因素及施以心理治疗，更能有效提高抗复发效果

在全病程治疗期间应密切监测血药浓度并嘱患者定期复诊。教育患者和家属了解疾病复燃、复发的早期表现，以便自行监控，及时就诊。导致复发的诱因可能是：躯体状况、明显的社会心理因素、季节变化、服药依从性差或药物剂量不足等。复发早期表现可能为出现睡眠问题或情绪波动，此时可及时给予相应处理，如短期应用苯二氮䓬类药（benzodiazepines，BDZs）或增加原药剂量，以避免发展成完全发作。如病情复发，则应及时调整维持治疗药物的种类和剂量，尽快控制发作。

（四）全面治疗原则

治疗措施/药物不能只针对抑郁发作、躁狂发作对症处理，而需要考虑以全面提高情绪稳定性作为治疗要点，因此具有心境稳定作用的药物是针对各种发作类型的核心选择。

（五）提高治疗依从性原则

治疗依从性是维持疾病持续缓解的关键，需要引起足够的重视。不良反应、自知力不全、病耻感、经济因素以及服药简便性和药物可获得性等诸因素都会影响患者对治疗的依从。尽可能地消除社会心理应激因素、合理用药、心理健康教育、鼓励药物与心理治疗结合等有助于提高患者的依从性。

（六）优先原则

急性期治疗时对于那些妊娠期妇女的严重抑郁发作（需要系统评估，权衡利弊）、存在高度自杀风险者、伴有精神病性症状者或躯体状态危及生命的患者（需系统评估，权衡利弊），可以优先考虑改良电抽搐治疗（MECT）（1/A）。存在谵妄、明显的精神病性症状、严重的躁狂症状、高度自杀风险及攻击风险、拒食行为的患者优先考虑精神科住院治疗。

（七）患方共同参与治疗原则

由于双相障碍呈慢性反复间歇或循环发作性病程，需要长期治疗，为取得患方的认同与合作，应与患者及家属商讨治疗方案，讲解可能达到的效果、用药方案、相关药物知识、复发的早期表现及复发的影响、疾病自我管理，使其了解长期治疗的必要性和重要性。患者及家属教育应该贯穿整个治疗过程，可以是定期的或根据需要而安排，具有针对性的解决问题。鼓励患者相互交流经验教训。强调患方共同参与治疗，变被动为主动，有助于提高患者的治疗依从性，增强预防复发效果。此外，这种互动方式也有助于维护良好的医患关系。

（八）治疗共病原则（1/A）

积极治疗与双相障碍共病的物质依赖、强迫障碍、焦虑障碍、躯体疾病等。

二、躁狂发作（或轻躁狂发作）急性期治疗

（一）目的与意义

躁狂发作患者处于急性期时，往往有明显兴奋冲动、挥霍、性欲亢进等症状，极易出现人际关系破坏、伤人、违法、经济损失及感染性病等，因此药物治疗（包括 MECT/ECT）的首要目的是尽快控制或缓解躁狂症状。对于严重急性躁狂发作的患者，由于难以管理，建议住院治疗以减少患者的破坏性和危险性。对躁狂发作急性期患者，推荐心境稳定剂和抗精神病药物联合治疗。对轻躁狂发作患者，可酌情单一使用心境稳定剂。对于躁狂发作急性期患者，药物治疗的次要目标是为恢复社会功能、回归社会做准备；第三个目标是降低药物治疗的不良反应。

（二）规范化治疗程序

躁狂发作（或轻躁狂发作）急性期规范化治疗程序见图 4-1。

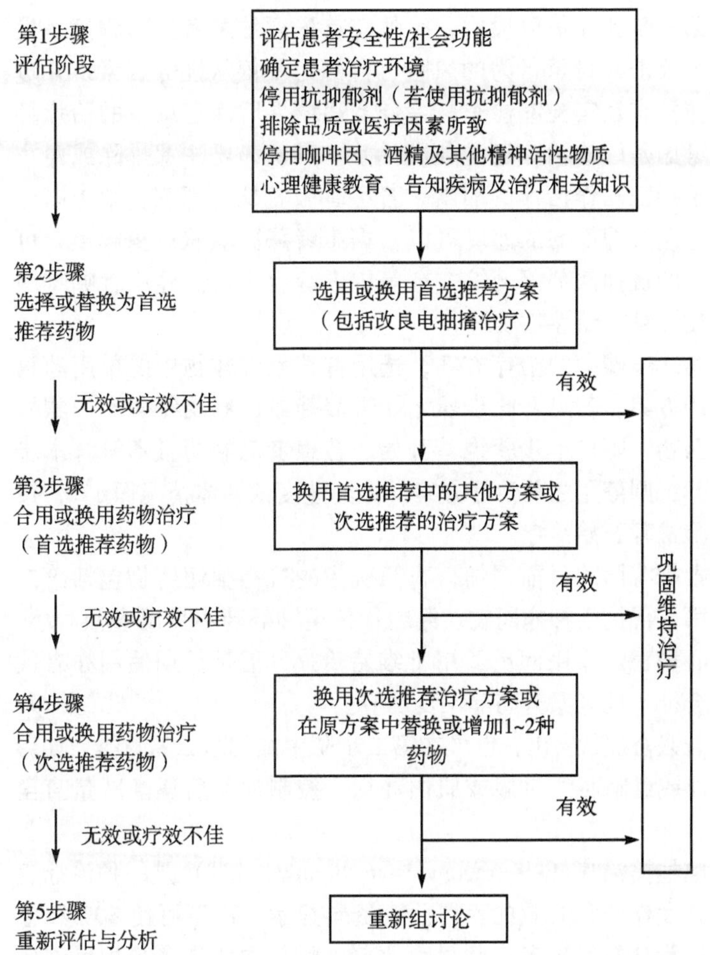

注：“无效”指药物剂量加至足量治疗2周后躁狂症状无改善或躁狂量表评分减分率<30%

图 4-1　躁狂发作（或轻躁狂发作）急性期规范化治疗程序

（三）规范化治疗程序使用说明

本程序适用于已确诊的双相障碍的躁狂发作或轻躁狂发作急性期。

第一步骤评估阶段中，医师应首先评估患者兴奋程度、发生暴力攻击或自杀行为的风险、自知力及依从性等因素，并进行躯体检查及实验室检查，综合上述结果后确定患者的治疗环境，考虑是门诊治疗还是住院治疗。其次，要注意排除或停止不利于躁狂发作治疗的因素。若患者服有抗抑郁剂，则予以停用。停用抗抑郁剂的速度可以根据患者躁狂症状严重程度、可能发生的抗抑郁剂停药综合征等因素综合考虑。停用含咖啡因的物质、精神活性物质等。

第二步骤中的治疗方案，选用首选推荐药物中的单用药物或合用方案。若患者此步骤之前未服药或已服用符合本步骤推荐的药物，则按本步骤推荐开始。若患者已服药且不符合本步骤推荐，则停用之前治疗方案（停药速度依具体情况而定），按本步骤推荐开始治疗。

根据我国的目前国情，我们所指的抗精神病药物包括第二代及第一代抗精神病药物。第二代抗精神病药不良反应相对小、且有心境稳定作用而更适用于维持治疗，但是长期使用亦有代谢综合征、催乳素升高等不良反应。

若兴奋症状突出，也可在第二步骤中加用苯二氮䓬类，如劳拉西泮或氯硝西泮口服或肌内注射，控制症状后逐渐减量直至停用。

电抽搐治疗（electroconvulsive therapy，ECT）是一种治疗急性躁狂发作非常有效的手段。有资料显示，ECT 可使 80% 以上的急性躁狂发作患者症状显著改善。目前国内许多精神科临床机构开展了改良电抽搐治疗（modified electroconvulsive therapy，MECT）代替既往不良发应较大的 ECT。MECT 过程中，给患者使用肌松剂、短效麻醉药，患者不良反应、不舒适感均较小，也容易被患者、家属及医师所接受。因此，对于严重的躁狂发作患者，为尽快控制症状，可以在治疗的第二或第三步骤即施行 MECT。我们将 MECT 作为首选推荐治疗方法之一。MECT 或 ECT 可每周 3 次左右，总次数为 6~12 次，具体视患者疗效与不良反应而定。临床上，可以单一使用 MECT，也可以合用抗精神病药物。合用抗精神病药，尤其是第一代抗精神病药物时，剂量无需加至最大治疗量。传统的 ECT 由于不良反应大、不舒适感强，我们作为次选推荐治疗方法。MECT 或 ECT 均不能与抗惊厥药物（包括苯二氮䓬类）合用。必要时在疗程实施前停用，或在疗程结束后加用。

一般情况下，各方案中所用药物均应在患者可以耐受的条件下尽快达到有效治疗剂量。如经 1~2 周治疗无明显效果，应将该药加至最大治疗剂量，或根据血药浓度调整治疗剂量。若最大治疗剂量 1~2 周后仍无明显效果，经检讨如无治疗方案以外因素影响疗效，则应转入第三步骤。

第三步骤是换用首选推荐中的其他方案或次选推荐的治疗方案。该步骤细分可分为 2 个小步骤。第一步，药物选择局限于首选推荐药物。在继续沿用第二步骤所选择的方案基础上加用另一种药物进行联合治疗。联合用药时，应注意药物相互作用对药代动力学和安全性的影响。也可根据具体情况，在首选推荐药物中选择，换用其中一种药物。第二步，药物选择改为次选推荐药物。在继续沿用以上步骤所选择的方案基础上加用另一种药物进行联合治疗，或在次选推荐药物中选择，换用其中一种药物。

第四步骤是换用次选推荐治疗方案或在原方案中替换或增加 1~2 种药物。该步骤也可细分为 2 个小步骤。首先，药物局限于次选推荐药物。若治疗仍无效，在综合分析患者的治疗经过后，可在原方案中替换或增加 1~2 种药物，药物选择范围包括首选及次选推荐。

第五步骤是重新评估与分析阶段。如果经上述治疗仍无效的个别病例，应组织专家会诊，分析治疗无效的原因，给予妥善处理。

经药物治疗病情缓解者，应继续原治疗方案2~3个月，以防复燃。然后予以维持治疗以防复发。此期可在密切观察下适当减少药物剂量或药物种类，但仍以包括心境稳定剂的联合治疗为宜，因为联合治疗较单药预防复发效果更好。

（四）药物治疗推荐建议

躁狂发作急性期的药物治疗推荐建议见表4-2。

表4-2 躁狂发作急性期的药物治疗推荐建议（包含MECT/ECT）[a]

首选推荐	单用：	锂盐（A）、丙戊酸盐[b]（A），奥氮平（A）、利培酮（A）、喹硫平[c]（A）、阿立哌唑（A）、齐拉西酮（A）、阿塞那平（A），帕利哌酮（A）、MECT[d]（A）、氟哌啶醇[e]（A）、氯丙嗪[e]（A）
	合用：	（在锂盐/丙戊酸盐[b]基础上）：奥氮平（A）、利培酮（A）、喹硫平[c]（A）、阿立哌唑（A）、阿塞那平（A）、苯二氮䓬类（B）；或锂盐+丙戊酸盐[b]（A）、抗精神病药+MECT[d]（A）
次选推荐	单用：	卡马西平（B）、奥卡西平（C）、氯氮平（A）、ECT[d]（A）
	合用：	锂盐+卡马西平（B）、抗精神病药+ECT[d]（A）；或上述基础上加用苯二氮䓬类（B）
不推荐	单用：	加巴喷丁（D）、托吡酯（D）、拉莫三嗪（D）、维拉帕米（D）、噻加宾（D）
	合用：	利培酮+卡马西平（C）、奥氮平+卡马西平（C）

注：[a]推荐表所列药物或组合部分未获得我国CFDA批准用于治疗双相躁狂，仅作为中国专家建议，供临床医师参考。[b]丙戊酸盐：包括双丙戊酸钠、普通剂型丙戊酸盐、丙戊酸镁。[c]喹硫平包括喹硫平普通片剂、喹硫平缓释片。[d] MECT：改良电抽搐治疗；ECT：电抽搐治疗。若患者此次躁狂发作已曾行MECT无效，无需再行ECT。MECT/ECT应慎与抗惊厥药（包括苯二氮䓬类）合用。[e]第一代抗精神病药中的氟哌啶醇（注射剂型）、氯丙嗪有良好的抗躁狂作用、镇静作用，但是总体不良反应偏大，长期使用有迟发性运动障碍（tardive dyskinesia，TD）或肌张力障碍（dystonia，DT）等不良反应，且有诱发转抑郁风险。因此，我们建议第一代抗精神病药物仅用

于急性躁狂发作阶段（轻躁狂发作不推荐使用），躁狂症状缓解后可考虑停用

三、抑郁发作急性期治疗

（一）目的与意义

抑郁发作患者处于急性期时，往往有明显消极观念，自伤、自杀企图或行为发生率非常高（25%～50%），因此需要药物治疗以及改良电抽搐治疗（MECT）以尽快缓解或控制症状。对严重抑郁发作患者，建议住院治疗以预防自杀风险。

（二）规范化治疗程序

抑郁发作急性期规范化治疗程序见图 4-2。

（三）规范化治疗程序使用说明

本规范化治疗程序是在患者已接受心境稳定剂治疗的基础上开始的，主要适用于双相Ⅰ型或Ⅱ型抑郁发作。

1. 治疗前全面评估　在选择药物治疗方案前，应充分评估患者的精神和躯体情况，选择疗效肯定而潜在风险最小的药物进行初始或优化治疗；可考虑使用既往发作治疗有效的药物。对于伴精神病性症状的双相抑郁发作，建议使用兼具心境稳定作用的非典型抗精神病药物初始治疗或者心境稳定剂与非典型抗精神病药物联合治疗。

2. 首选/次选推荐药物　推荐分级标准为 A、B 级药物作为首选推荐；C 级药物作为次选推荐。

3. 联合用药治疗的思考　单药治疗、合并用药均可作为首发双相抑郁患者的初选治疗策略。需要指出的是，对于单用、合用的药物选择，心境稳定剂及具有心境稳定作用的非典型抗

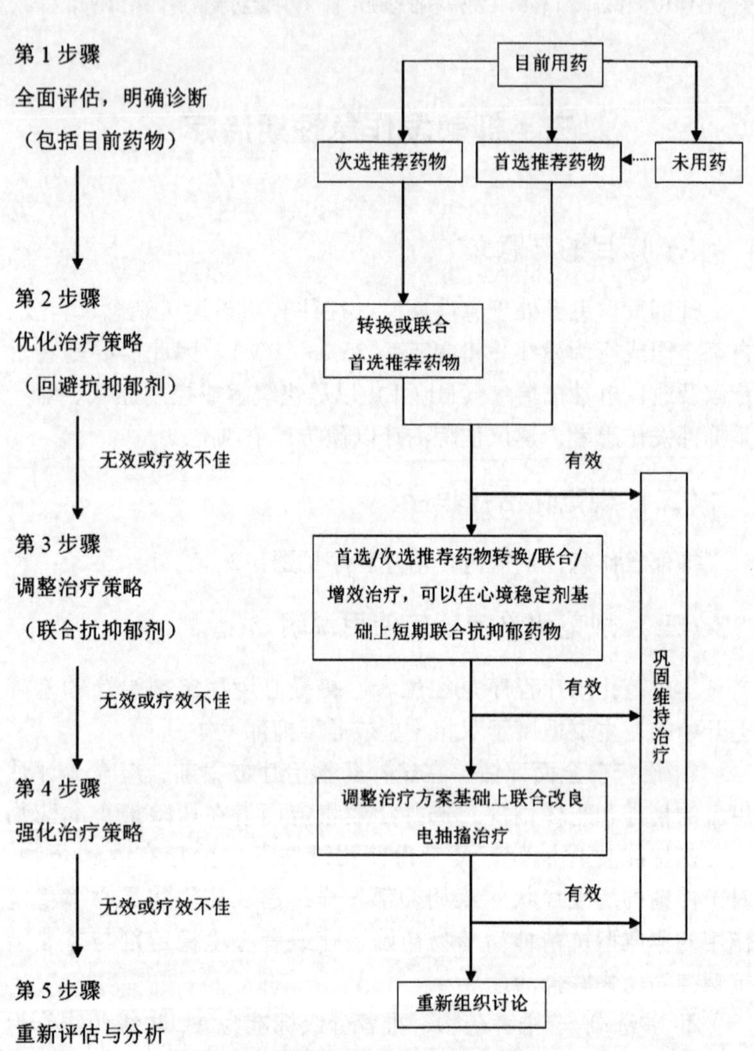

图 4-2 抑郁发作急性期规范化治疗程序

精神病药物应是必然选择。采用联合/增效治疗策略时，临床医师不仅要有丰富的实践经验，而且须掌握药物的作用机制、治疗学基础、需解决的临床目标症状、常见不良反应及药物间相互作用等知识。如：丙戊酸盐合用拉莫三嗪可使后者的血药浓度升高 2 倍，而增加严重皮疹的发生风险；丙戊酸盐与锂盐合用也可能增加震颤、体重升高和胃肠道不适。

4. **治疗中定期评估**　治疗过程中，应定期评估患者的情绪不稳定性和转相风险，密切监测患者的症状改善和病情变化，药物剂量调整须遵循个体化原则，可合并心理治疗措施，以提高依从性。通常，药物治疗需 4~6 周才能显示初步疗效，而充分疗效则需 6~8 周或更长时间。因而有必要每隔 1~2 周对患者进行一次全面评估，涉及：抑郁障碍症状的变化、自主神经系统症状、伴随或新出现的躁狂/轻躁狂症状、精神病性症状、自杀风险或危害他人情况、物质滥用情况、药物不良反应、服药依从性、躯体疾病稳定性以及社会心理应激等因素；定期评估主要的生理/病理指标：如实验室检查（如血药浓度、尿液药物筛选，全血计数，空腹血糖，血脂，肝、肾功能，电解质和甲状腺素等内分泌激素水平）和体重监测。

5. **优化治疗策略**　对于初始治疗未选择首选推荐药物的患者，若急性期治疗无效或疗效不佳，应考虑转换成首选推荐药物治疗，或者与首选推荐药物联合治疗。避免使用抗抑郁剂治疗，以免诱发转躁并使发作变频，或转为快速循环发作。

6. **调整治疗策略**　优化治疗策略无效或疗效不佳，可以换药治疗（换用另一种心境稳定剂），或联合治疗（心境稳定剂组合联用），或增效治疗（心境稳定剂+非典型抗精神病药物等）。在心境稳定剂剂量或血药浓度达到有效范围的基础上，可短期合并使用抗抑郁剂治疗，以选用转躁风险最小者为原则，依次为：安非他酮、SSRIs、SNRIs、MAOI，应避免使用转躁作用最为明显的 TCAs，治疗中密切监测可能因此引发的躁狂症状（转躁风险）。症状缓解后，应逐渐停用抗抑郁剂。若无效或疗效不佳，可考虑换用另一种不同化学结构或不同作用机制的抗抑郁剂。

7. 强化治疗策略 若多次换药或增效治疗无效，建议在原治疗基础上使用改良电抽搐治疗（MECT）进行强化治疗。此外，对于存在高度自杀风险、伴有精神病性症状、怀孕妇女的严重抑郁发作或躯体状态危及生命的患者，为尽快控制症状、缩短疗程也可以在治疗早期使用。如使用MECT，应注意排除禁忌证，并停用可能对心血管系统有不良影响的药物。

8. 重新评估 在经强化治疗策略后，如MECT 4~6次仍无效，应组织专家重新进行临床讨论和重新评估。

9. 心理治疗 双相障碍急性期应以药物治疗为主，因此有关心理治疗在双相抑郁发作急性期疗效的研究资料有限。一些研究在药物治疗的基础上辅助使用心理治疗，发现合并心理治疗的疗效要优于单用药物治疗，表现在服药依从性较好，病情的稳定性较强，再住院率较低，社会心理功能较好。

10. 抗抑郁剂 双相抑郁发作是否使用、如何使用抗抑郁药物一直是有争议的话题，临床研究结果也各不相同、甚或意见相左。综合国内外相关治疗指南/共识，不主张单独使用抗抑郁药物治疗被学界认同。基于循证医学证据，抗抑郁剂使用原则如下：①抗抑郁药物不适用于快速循环发作、混合发作或有严重躁狂发作病史的患者，除非首要治疗选择经反复调整无效；②急性期已经使用抗抑郁药物，进入巩固/维持期阶段建议逐步减量；双相Ⅰ型抑郁不能单用抗抑郁药物，双相Ⅱ型抑郁建议慎用抗抑郁药物；③SSRIs（帕罗西汀除外）和安非他酮推荐作为首要选择抗抑郁剂，与心境稳定剂合并治疗急性期双相抑郁发作；④文拉法辛和三环类等去甲肾上腺素选择性高的抗抑郁剂，因存在更高的转躁风险，通常不作推荐。

(四)药物治疗推荐建议

按照双相障碍Ⅰ型、Ⅱ型的抑郁发作急性期治疗分别推荐(表4-3,表4-4),剔除那些国外治疗指南中推荐但国内尚未上市应用的药物。

表4-3 双相障碍Ⅰ型抑郁发作急性期药物治疗推荐建议[a]

首选推荐	喹硫平(A),奥氮平(A),锂盐+拉莫三嗪(A) 锂盐[b](B),拉莫三嗪(B),丙戊酸盐[b](B),奥氮平+氟西汀(B),锂盐+丙戊酸盐(B),锂盐/丙戊酸盐+喹硫平(B),锂盐/丙戊酸盐+安非他酮(B)
次选推荐	卡马西平(C),喹硫平+SSRIs(C),丙戊酸盐+拉莫三嗪(C),锂盐+卡马西平(C),喹硫平+拉莫三嗪(C),锂盐+MAOI(C),锂盐/丙戊酸盐+文拉法辛(C),锂盐/丙戊酸盐/非典型抗精神病药+TCAs(C)
不推荐	齐拉西酮单药治疗,齐拉西酮或阿立哌唑增效治疗

注:[a]推荐表所列药物或组合目前均未获得我国CFDA批准用于治疗双相抑郁,仅作为中国专家建议,供临床医师参考。[b]锂盐的治疗剂量和中毒剂量较接近,应定期监测血锂浓度。急性期治疗建议血锂有效浓度为0.6~1.2 mmol/L;丙戊酸盐有效浓度为50~100 μg/ml。[c]随机双盲安慰剂对照试验结果提示,齐拉西酮单药治疗、齐拉西酮或阿立哌唑增效治疗与安慰剂比较没有明显优势

表4-4 双相障碍Ⅱ型抑郁发作急性期药物治疗推荐建议[a]

首选推荐	喹硫平(A)
次选推荐	拉莫三嗪(C),锂盐(C),丙戊酸盐(C),锂盐/丙戊酸盐+SSRIs(C),锂盐+丙戊酸盐(C),非典型抗精神病药+抗抑郁药物(C),喹硫平+拉莫三嗪(C),上述药物/组合+MECT(C)

注:[a]推荐表所列药物或组合目前均未获得我国CFDA批准用于治疗双相抑郁,仅作为中国专家建议,供临床医师参考

四、双相障碍巩固维持治疗

（一）目的与意义

双相障碍是一种慢性发作性疾病，具有治疗中断率高和复发率高特性。尽管经过急性期治疗后，症状可减轻或治愈，但治疗 2 年后达到功能痊愈者却不到 50%；接受 3 种或更多药物患者人数显著下降；近 40% 患者又经历抑郁或躁狂/轻躁狂发作；疗效缺乏、不能耐受不良反应和治疗不依从，可能是导致药物中断和症状复发的主要原因。维持期治疗目的在于治疗发作间歇期亚临床症状、提高心理社会功能、防止新的躁狂、轻躁狂或抑郁发作、维持持续的心境稳定。维持治疗中，同时辅以心理治疗可提高药物治疗依从性；通过定期评估个体治疗过程中的利弊风险，可平衡疗效和安全性。

（二）复发的预测因素及预防复发的必要性与策略/措施

1. 双相障碍复发的预测因素 双相障碍复发的相关因素包括个体因素、药物因素、治疗依从性等。具体体现在以下几个方面：①个体因素：起病年龄早、共病其他精神疾病、伴精神病性症状、残留心境症状、频繁发作病史、使用抗抑郁剂。女性双相障碍患者复发还与产后、围绝经期有关。②药物因素：由于双相障碍病理机制和部分药物作用机制不明，目前对于双相障碍药物临床作用仍不够理想，还与当前药物不正确使用有关。因此需要了解药物不同作用和不良反应方面的机制，进行有效的药物选择和合并治疗。③治疗依从性因素：治疗依从与对药物满意度、单药治疗、高学历、恐惧疾病复发呈正相关。与疾病因素（物质使用、住院治疗史、精神病性症状、对疾病自知力下降）、药物因素（不良反应、无可察觉的每日效应、药物常规治疗困难）、患者态度（认为药物是不必要的、对待药物的负性态度、觉察到外貌的改变、觉察到与生活目标的冲突）呈负相关。低剂量药物治疗可导致高停药率。

2. 预防复发的必要性与策略/措施　双相障碍由于反复发作，导致心理及工作能力下降、躯体疾病共病和自杀，使得该疾病目前已成为全球主要致残疾病之一。

维持期治疗中，单药治疗是理想的用药策略，然而很少有患者能够到达目标疗效，并且与联合用药相比疗效欠佳。主要临床发作相是影响治疗选择的主要因素。锂盐能延长至躁狂发作的缓解时间，以及较小程度地延长至抑郁发作的缓解时间。当抑郁发作为主要临床相时，拉莫三嗪可能可以更好地延长抑郁发作的缓解时间。尽管有研究显示锂盐优于丙戊酸盐，但丙戊酸盐仍然广泛应用于双相障碍的治疗中。非典型抗精神病药物中，奥氮平和阿立哌唑具有抗躁狂预防作用，阿立哌唑尤其与锂盐或丙戊酸盐联合治疗时对预防躁狂有效。另外，喹硫平作为单药及联合锂盐或丙戊酸盐，均可以有效防止躁狂和抑郁发作。锂盐长期联合拉莫三嗪治疗效果优于锂盐单药治疗。建议临床医师依据这些有限的、以证据为基础的治疗试验，同时结合专家建议，调整个体治疗方案。

（三）规范化治疗程序

双相障碍巩固维持期规范化治疗程序见图 4-3。

（四）规范化治疗程序使用说明

规范化治疗程序是在患者已接受心境稳定剂治疗基础上开始的，适合于双相障碍巩固/维持期治疗。

1. 维持期治疗开始前须全面评估　进入维持期治疗前，应充分评估患者当前精神和躯体情况，以及急性期药物治疗效果。

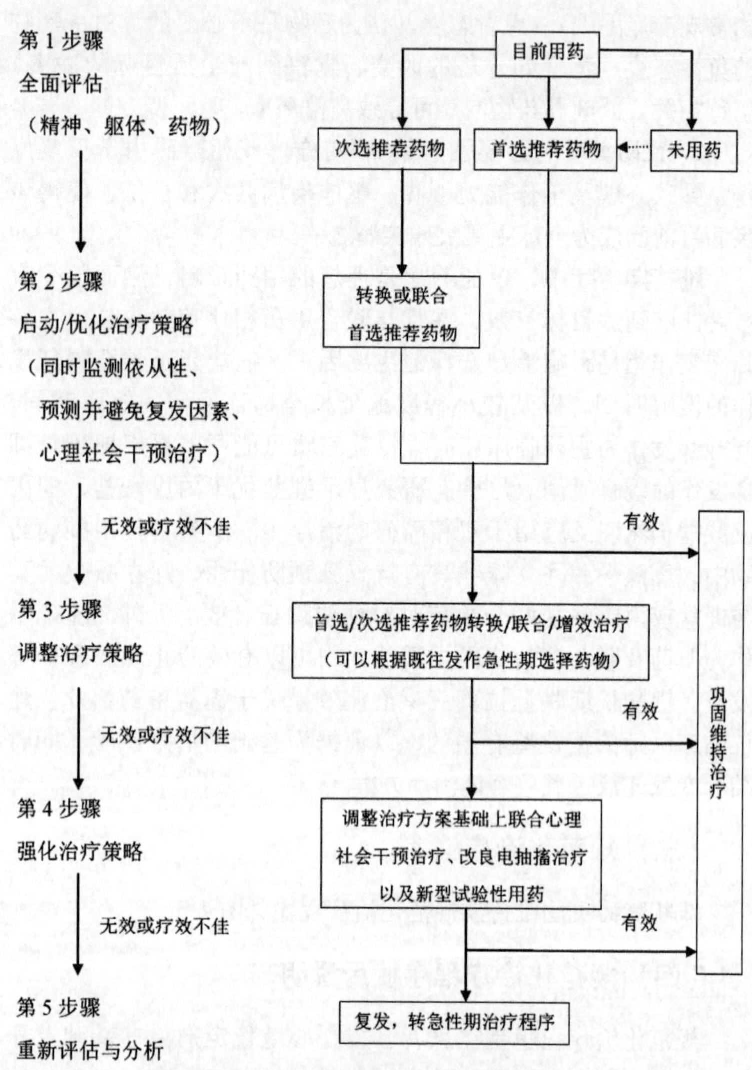

图 4-3 双相障碍巩固维持期规范化治疗程序

一般来说，急性期治疗有效的药物可能在维持期继续有效。建议继续使用急性期的药物，可以适当增减相关药物剂量。对于急性期使用抗抑郁剂患者，维持期建议逐渐停用。如果临床医师判断需要继续使用，应在心境稳定剂使用基础上联合应用，并在使用过程中定期评估转相风险，以便及时调整药物剂量甚至停用。对于急性期治疗中出现的明显不良反应，如引起代谢综合征、体重增加等，可考虑对相关药物进行减量、停药或换用其他平行药物。

2. 首选/次选推荐药物 循证医学证据为 A、B 级药物作为首选推荐，C 级药物作为次选推荐。尽量选择或转换为首选药物维持治疗，必要时可联合首选推荐药物。

3. 联合用药问题 心境稳定剂单药或联合治疗是维持期主要用药原则。需要指出的是目前非典型抗精神病药物作为候选心境稳定剂已应用于临床并证明有效。心境稳定剂联合非典型抗精神病药物或其他增效剂治疗时，临床医师应掌握药物的作用机制、药物间相互反应、常见不良反应等知识。如非典型抗精神病药物可能会引起体重增加、糖脂代谢紊乱，对本身已存在代谢问题的患者尽可能避免远期进一步损害的可能，慎重选择药物种类。另外必须要考虑药物间的相互作用，使用之前全面评估，使用之后密切监测相关指标，以尽早发现问题，保证安全性。

4. 维持期定期评估 治疗过程中，应定期评估患者总体症状和可能的转相风险，及时调整药物剂量和治疗方案，同时应遵循个体化原则选择合理药物。重视治疗依从性，建议尽早合并心理治疗，以进一步提高疗效。治疗期间还需警惕复发相关因素，如是否有物质使用情况，以免影响治疗效果。通常，每月需全面评估一次，包括躯体和精神，如定期监测实验室检查（如血细胞分析，血糖，血脂，肝、肾功能，生化，血药浓度，甲状腺功能，生育期女性根据临床需要监测女性内分泌激素等）、心电图、体重指标以及针对个体相关的自评和他评量表等。

5. 优化治疗策略 急性期治疗有效药物，原则上维持期可继续使用。对于疗效不佳或不良反应较大的药物，应考虑转换为首选药物或与首选推荐药物联合治疗。维持期尽量避免抗抑郁剂长期治疗，以免诱发躁狂或使病程恶化转为快速循环发作。只有在临床医师判断停用抗抑郁剂后存在反复抑郁发作、自杀风险时，才能在心境稳定剂基础上，选用转躁风险小的抗抑郁药物，并注意定期评估风险，及时修改治疗方案。

6. 调整治疗策略 优化治疗策略疗效不佳，可换药治疗（换用另一种心境稳定剂），或联合治疗（2 种心境稳定剂联用），或增效治疗（心境稳定剂+非典型抗精神病药物等）。在药物选择上结合患者病程中优势发作相特点，针对性地选择药物将更有助于临床康复。如患者有更多的抑郁发作，拉莫三嗪是推荐的药物，必要时抗抑郁剂短期谨慎合理使用。如患者有更多的躁狂发作，应避免抗抑郁剂使用，因为它可能会导致转相或至少不能预防心境障碍发作。

7. 强化治疗策略 若多次换药或增效治疗效果不佳，建议在原治疗基础上长期间断使用改良电抽搐治疗（MECT），可每月 1~2 次，持续 1~2 年甚至更长时间，并在治疗过程中调整药物治疗方案。

8. 重新评估 经强化治疗策略后，病情仍不稳定，应组织专家重新进行临床评估，重新修订治疗方案。

（四）药物治疗

1. 药物治疗推荐建议 见表 4-5，表 4-6。

2. 双相Ⅰ型障碍维持治疗原则 双相Ⅰ型障碍患者维持期治疗中，选择药物时应考虑主要的发作相。锂盐可有效延长至躁狂发作的缓解时间，也可一定程度地延长至抑郁发作的缓解时间。当抑郁发作为主时，拉莫三嗪是有效的药物。尽管随机安慰剂对照试验有一些阴性结果，丙戊酸盐仍广泛应用于双相

表 4-5 双相Ⅰ型障碍巩固/维持期药物治疗推荐建议

首选推荐	单药：锂盐（A），拉莫三嗪（A），双丙戊酸盐（A），奥氮平（A），喹硫平（A），利培酮长效针剂（B），阿立哌唑（A），齐拉西酮（A） 联合：锂盐/双丙戊酸盐+喹硫平（A）/奥氮平（A）/利培酮长效针剂（B）/阿立哌唑（B）/齐拉西酮（B）
次选推荐	单药：卡马西平（B），帕立哌酮缓释剂（B），阿塞纳平（B） 联合：锂盐+双丙戊酸盐，锂盐+卡马西平，锂盐/双丙戊酸盐+奥氮平，锂盐+利培酮，锂盐+拉莫三嗪，奥氮平+氟西汀，锂盐/双丙戊酸盐+氯氮平，锂盐/双丙戊酸盐+MECT，锂盐/双丙戊酸盐+阿塞纳平（C）
不推荐	加巴喷丁，托吡酯，抗抑郁剂单药治疗

表 4-6 双相Ⅱ型障碍巩固/维持期药物治疗推荐建议

首选推荐	单药：锂盐（A），拉莫三嗪（A），喹硫平（A）
次选推荐	单药：双丙戊酸盐，卡马西平（C），奥卡西平（C），非典型抗精神病药物，氟西汀（B） 联合：锂盐/双丙戊酸盐/非典型抗精神病药物+抗抑郁剂（C），锂盐/双丙戊酸盐+喹硫平（C），锂盐/双丙戊酸盐+拉莫三嗪（C），锂盐+双丙戊酸盐，锂盐+非典型抗精神病药物，双丙戊酸盐+非典型抗精神病药物
不推荐	加巴喷丁

障碍的维持期治疗中。锂盐治疗优于丙戊酸盐。非典型抗精神病药物中，奥氮平和阿立哌唑具有抗躁狂的预防作用，阿立哌唑辅助锂盐或丙戊酸盐可预防躁狂发作。喹硫平单药及联合锂盐或丙戊酸盐可预防躁狂和抑郁发作。长期治疗中，拉莫三嗪联合锂盐治疗优于锂盐单药治疗。

3. 双相Ⅱ型障碍维持治疗原则 双相Ⅱ型患者维持期治疗焦点在于抑郁发作的预防。喹硫平、锂盐和拉莫三嗪作为一线选择；

喹硫平辅助锂盐治疗、锂盐联合拉莫三嗪治疗作为二线选择，卡马西平/奥卡西平、氟西汀作为三线选择。有关 MECT 用于双相Ⅱ型障碍的信息有限，一项小样本病例系列研究中，具有快速循环特征 14 名患者（9 名双相Ⅱ型障碍）接受了平均 21 个月维持期 MECT 治疗，所有患者均有显著的改善，并且可解决快速循环状态。另外在维持期尽早开展心理治疗，可使患者在随访期间较少经历任何形式的心境障碍发作，维持较好的心理社会功能。

4. 维持期预防发作的治疗策略 ①鼓励对患者及家庭进行心理教育，提高对疾病的认识及治疗依从性。②继续急性期治疗成功的药物。③锂盐被推荐为维持期一线用药，但应达到足够的剂量和时间。④丙戊酸盐对双相障碍维持治疗有效。⑤拉莫三嗪更适合于抑郁为主导症状、非典型抑郁、肥胖或共病内科疾病的患者。不推荐拉莫三嗪用于混合发作患者。对于具有精神病性特征的抑郁发作的治疗，拉莫三嗪单药治疗不恰当，但可以合并抗精神病药物治疗。拉莫三嗪推荐用于具有转相病史同时使用抗抑郁剂治疗的患者。⑥除非患者具有抗抑郁剂停用后复燃史，维持治疗阶段可逐渐减少抗抑郁剂使用，且不推荐抗抑郁剂单药治疗。⑦除具有快速循环或混合发作患者外，急性期阶段抗抑郁剂作为二线或三线治疗有效的患者，可在联合心境稳定剂同时维持抗抑郁剂治疗。⑧喹硫平+拉莫三嗪，拉莫三嗪+锂盐，锂盐+喹硫平，或所有 3 种药物可以合并使用。⑨奥氮平或喹硫平更适合于躁狂为主且没有肥胖或糖尿病患者，以及服用药物时没有体重增加的患者。⑩利培酮长效针剂适合于依从性差的患者，但是患者需要监测催乳素。⑪维持 MECT 可推荐给难治性患者。⑫维持期选择治疗时，需考虑患者内科疾病共病和药物不良反应方面等问题。⑬如果选用具有影响代谢不良反应（包括体重增加，血脂紊乱，催乳素效应）的药物，应启动预防治疗措施，包括饮食和锻炼。当患者服用锂盐时，须监测甲状腺素水平。

第5章 特殊类型、人群与治疗监测

王 刚 胡 建 郝 伟 陈 俊 李 涛
辛 凤 郭万军 徐佳军 胡昌清

一、特殊类型双相障碍治疗

美国精神障碍诊断与统计手册（Diagnostic and Staistical Manuol of Metal Disorders，DSM）一直都受到国际的广泛关注，影响面很大。2013年刚刚颁布的DSM-5，在多个方面发生了重大的变化。其中双相障碍部分，涉及了如下10种用“specified with”表述的特征说明：①具有焦虑困扰特征；②具有混合特征；③具有快速循环特征；④具有忧郁特征；⑤有非典型性特征；⑥具有与心境一致的精神病性症状特征；⑦具有与心境不一致的精神病性症状特征；⑧具有紧张症特征；⑨围生期起病；⑩具有季节性特征。

在遵循总体治疗原则的基础上，具有不同特征双相障碍治疗各有差别。

（一）具有焦虑困扰特征

双丙戊酸钠、喹硫平、奥氮平、奥氟合剂对非特异性焦虑有一定疗效（1/A）。观察性研究提示了加巴喷丁和丙戊酸盐的潜在疗效。双盲对照研究显示氟西汀与锂盐合用或拉莫三嗪与锂盐合用有效，且前者的疗效更佳（1/A）。需要注意的是，拉莫三嗪滴定缓慢，起效相应较慢，国内学者报道其抗焦虑作用在治疗后第5周才得以显现，使其应用受限。而利培酮单药治疗的效果与安慰剂无异（1/D）。

劳拉西泮具有良好的抗焦虑效果，起效迅速，不增加转躁风险，可作为与心境稳定剂和抗精神病药短期合用的选择（3/C）。应当注意，药物应“按需使用”，尽量缩短使用时间以减少耐受和依赖的危险（1级证据）。

鉴于转躁和诱发快速循环的风险低，心理治疗可以用于治疗伴有焦虑症状的双相障碍的非急性发作（1/A）。

综合考虑，单药治疗：可选丙戊酸盐、喹硫平、奥氮平（1/A）；联合用药：可选氟西汀与锂盐合用（需系统评估，权衡利弊，1/B），劳拉西泮短期合用（3/C）；非急性期可辅助心理治疗（1/A）。

（二）具有混合特征

普遍认为，具有混合特征的双相障碍疗效不如单纯的抑郁或躁狂发作，常常需要联合用药。治疗的难点在于同时处理躁狂和抑郁症状增加了心境转换的风险：抗精神病药物，尤其是传统药物单药治疗只改善了躁狂症状，增加了转为抑郁发作的风险；相反，抗抑郁剂只改善抑郁症状可能诱发躁狂发作（1级证据）。近年来，双相障碍在儿童和青少年中越来越常见，且伴混合症状多见，需要引起关注。

由于DSM诊断系统更新，尚缺乏针对符合DSM-5具有混合特征的双相障碍临床研究数据。既往安慰剂对照研究中奥氮平和丙戊酸钠对于符合DSM-IV诊断为躁狂及混合性发作的患者具有疗效（1/A）；而荟萃分析研究中，阿立哌唑、齐拉西酮的疗效在一定程度上有别于安慰剂（2/B）；由此推测上述药物可能为符合DSM-5诊断为具有混合特征双相障碍的最佳候选药物。

单药疗效欠佳时，具有混合特征的躁狂发作可以采用奥氮平联合丙戊酸钠的治疗方案（1/A）。有少量研究支持喹硫平作为强化治疗可以有效缓解急性混合发作（3/C）。拟去甲肾上腺素能抗抑郁药增加中枢去甲肾上腺素能，诱发或加重混合特征，故三环抗抑郁药、文拉法辛、度洛西汀、瑞波西汀不得用于混合状态。患者疗效不佳时也可考虑应用改良电抽搐治疗改善病情。

（三）具有快速循环特征

治疗的关键在于阻断循环发作，三环类抗抑郁药可以导致快速循环的情况，此类患者应避免使用该类药物。目前没有令人信服的 RCT 研究证据说明心境稳定剂有效。丙戊酸盐在开放性研究中显示有效，当单用心境稳定剂长期治疗时，可作为首选。既往碳酸锂单药治疗快速循环发作的研究早期脱落率较高（可达 76%），所得结论缺乏说服力。而碳酸锂联合丙戊酸盐时也未显示良好的疗效，同样存在耐受性差、缺乏疗效以及早期脱落率较高的问题（2 级证据）。上述联合治疗中如果患者为现患物质滥用、言语暴力、女性以及首次抑郁发作为晚发者则预示心境不稳定性增加（2 级证据）。

非典型性抗精神病药物单药治疗快速循环患者的 RCT 研究也存在样本量小、早期脱落率较高（达到 41%）、不良反应发生率较高的问题，使其所得结果的价值下降。研究显示：本次为躁狂发作的患者经奥氮平治疗后效果优于安慰剂，但是需要注意其对血糖、血脂、体重等代谢方面的影响；喹硫平治疗能同时改善患者的抑郁和焦虑，但是其过度镇静、体重增加等不良反应也需引起注意。

如果疗效不好或以躁狂为主，可加用第二种心境稳定剂或第二种抗精神病药物（3/C）。现有的证据不支持拉莫三嗪和利培酮长效针剂作为强化治疗改善疗效的选择（3/B）。另外，甲状腺功能减退（总 T4 或游离 T4 水平降低）是快速循环的危险因素之一，使用甲状腺素对于快速循环的患者可能有效。同样，患者疗效不佳时也可考虑应用改良电抽搐治疗改善病情。

（四）具有精神病性症状特征

对于具有精神病性症状的双相障碍，躁狂发作时，在使用心境稳定剂基础上，短期联用非典型性抗精神病药物是较好的选择，如联用利培酮、奥氮平、喹硫平、齐拉西酮和阿立哌唑（以上药物已得到 FDA 批准用于双相障碍躁狂发作的治疗，其中利培酮、奥氮平、喹硫平已得到 CFDA 的批准）；典型性抗精神病药物也可以作为早期阶段短期联用心境稳定剂的选择之一，但是由于其影响认知功能和容易诱发抑郁，不适合长期使用。对于具有精神病性症状的抑郁发作，可以考虑喹硫平联合治疗的方案。锂盐对于伴有与心境不一致的精神病性症状的双相障碍疗效欠佳。

（五）环性心境障碍的治疗

环性心境障碍的治疗目标包括：①减少双相障碍Ⅰ型或Ⅱ型的发病风险；②减少患者症状的发作频率和减轻疾病的严重程度，让患者更为平衡和愉快的生活；③防止复发；④治疗酒精或其他药物滥用问题，以避免恶化环性心境障碍的症状。

1. 环性心境障碍规范化治疗程序 见图 5-1。

2. 规范化治疗程序使用说明

（1）治疗前全面评估：在选择治疗方案前，应充分评估患者的精神和躯体情况，根据治疗目标，选择心理治疗和药物治疗。

（2）心理治疗：可以帮助患者了解环性心境障碍的内涵及应对措施。应用心理治疗可以改善环性心境障碍的症状。常用的心理治疗方法包括：认知行为疗法、家庭治疗、团体治疗、

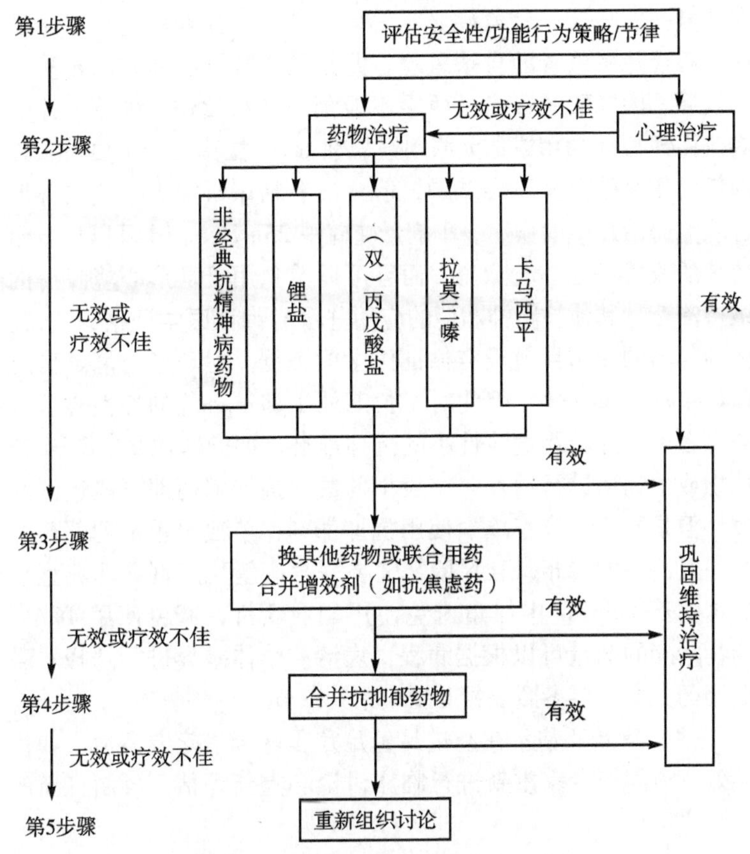

图 5-1　环性心境障碍规范化治疗程序

人际关系和社会节律疗法等。

（3）药物治疗：可以控制环性心境障碍的症状，防止轻度躁狂和抑郁的发作。选择疗效肯定而潜在风险最小的药物进行初始或优化治疗；可考虑使用既往发作治疗有效的药物。临床上常用于治疗环性心境障碍的药物有心境稳定剂和非典型抗精神病药。常用的心境稳定剂有锂盐（碳酸锂）、丙戊酸盐或双丙戊酸盐、卡马西平和拉莫三嗪等。常用的非典型抗精神病药物有奥氮平、喹硫平和氨磺必利等。锂盐、抗惊厥药物可以降低环性心境障碍患者的自杀风险。尤其是锂盐具有良好的预防自杀效果。丙戊酸钠或卡马西平不能预防抑郁发作，维持治疗时应改用锂盐（加用或加大原用锂盐剂量）。拉莫三嗪主要对双相抑郁发作有效而又不会转躁，但并没有临床研究支持其在环形心境障碍治疗中的作用。小剂量喹硫平 25~75 mg/d 可以显著而持续的改善环性心境障碍，而且可以单独用于环形心境障碍的维持治疗。其他抗精神病药的应用并没有询证医学证据的支持。抗抑郁药的使用目前没有循证医学的证据。但环形心境障碍对药物治疗敏感有效，因此对于长期处于抑郁心境的环性心境障碍患者可选择转躁危险性小的抗抑郁剂，如安非他酮、SSRI 类药物或植物药进行治疗，一般小剂量的抗抑郁药即可能达到疗效。但是同样不推荐单独使用抗抑郁剂，单独服用抗抑郁药物会引发潜在的转相躁狂风险，需要联合心境稳定剂或非典型抗精神病药。SSRIs 中尽量避免使用帕罗西汀，避免使用 TCAs。药物治疗的剂量可以根据病程、病情和个体差异进行选择。联合用药方案，可参照双相Ⅱ型或相关章节。

（4）重新评估：在经过足量足疗程联合治疗方案后，如仍无效，应组织专家重新进行临床讨论和重新评估，再制订新的治疗方案。

（六）其他特定的双相和相关障碍的治疗

其他特定的双相和相关障碍包括：①短期的躁狂发作与抑郁发作；②不完全的躁狂发作与抑郁发作；③单纯躁狂发作；④短期环性心境。目前，其他特定的双相和相关障碍的诊断缺少稳定性，还不够明确，很多患者可能是不典型的双相Ⅰ型障碍或者双相Ⅱ型障碍前驱症状。对此种类型的治疗应具体情况具体分析，根据其疾病的症状、病程、既往治疗疗效等因素，采取相应的治疗。短期的躁狂发作与抑郁发作与不完全的躁狂发作与抑郁发作，治疗程序可以参照双相Ⅱ型障碍的治疗方案。单纯躁狂发作，治疗程序可以参照双相Ⅰ型障碍的治疗方案。短期环性心境，亦可参考环性心境障碍的治疗方案。

二、特殊人群双相障碍的处理

（一）儿童及青少年双相障碍治疗建议

1. 儿童及青少年双相障碍的特殊表现和诊断 纵观世界，双相障碍是15~19岁年龄段青少年的第4位致残原因。但是，学界对于DSM-Ⅳ中关于儿童及青少年双相障碍的诊断是否合适一直存在争议。由于DSM-Ⅳ的躁狂发作标准是依据成人的表现来制定的，因此如果直接将这一诊断标准用于儿童及青少年就会变得十分棘手。

虽然儿童及青少年双相障碍临床表现与成人双相障碍相似，但存在一些与年龄相关的症状特点：例如，很少主动叙述其情绪体验；精神症状更多地表现为行为障碍，如活动过多、学校恐怖、破坏和攻击行为、发脾气、孤独或离家出走、自伤、自残甚至自杀，他们倾向通过这些行为来表达其情绪。有些患者述有胃痛、厌食、遗尿、头痛、腹痛、心悸等躯体不适。因此，识别儿童及青少年的疾病发作或消退往往会很困难。许多双相障碍的儿童情绪波动非常频繁，且往往持续数周至数年。双相障碍的儿童常常出现短暂的混合发作或烦躁不安，而非典型的躁狂症状。

由此可见，儿童双相障碍患者往往是一个年轻的，具有严重的、慢性的、非发作性烦躁特点的人群，这也导致在DSM-5中出现了一个新的诊断类别——破坏性心境失调障碍（DMDD），常常需要与儿童及青少年的躁狂发作进行鉴别。

2. 儿童及青少年双相障碍的共病 儿童及青少年双相障碍

是一种发作性疾病，并且会一直持续至青年期，其特征是疾病会伴随大量的功能损害和普遍的共病。

美国的 BOBY 研究显示，年轻的双相障碍患者中至少有 44%共病 1 种焦虑障碍，将近 20%共病 2 种以上焦虑障碍，而其中最常见的共病类型分别是分离焦虑（24%）和广泛性焦虑（generalized anxiety disorder，GAD）（16%）。早发型患者（年龄<12 岁）常常共病 ADHD，而晚发型患者（年龄≥12 岁）则常常共病惊恐障碍、品行障碍以及 SUD。年轻的双相障碍患者中约有 1/3 曾出现过精神病性症状，而这类患者在今后发生 GAD、广场恐怖、社交恐怖或 OCD 的可能性则大大增加（表 5-1）。

表 5-1　儿童及青少年双相障碍的共病率

共病	共病率（%）
对立违抗性障碍	90
注意缺陷多动障碍	85
抑郁症	83
两种或两种以上的焦虑障碍	64
品行障碍	51
物质使用障碍	12

躯体疾病的共病在儿童及青少年双相障碍中也是非常普遍的现象。大型队列研究显示，双相组的躯体疾病共病现象显著高于对照组，包括肥胖、2 型糖尿病、其他内分泌疾病、偏头痛、中枢神经系统疾病/癫痫、脑器质性疾病/精神发育迟滞、心血管疾病以及哮喘。在美国的 COBY 研究中，年轻双相患者中的超重/肥胖比例为 42%，并且会导致精神疾病负担增加。

儿童及青少年双相障碍患者共病问题的处理原则包括：①

应该考虑对每一种共病都制定相应的处理，因为共病会影响双相障碍的预后。②应该在疾病的基线状态就开始对所有的共病情况进行仔细的评估，并进行随访，监测的内容包括对于每一种治疗方式的疗效和不良反应。③在随访过程中，应该使用一些针对共病问题的特异性评估工具，所收集的信息将有利于监测双相障碍儿童对于治疗的反应，以及共病精神疾病或躯体疾病症状的改变。④在开始治疗共病之前，首先应当控制儿童及青少年双相障碍患者的症状。一旦患者的双相障碍症状得到控制，应当对是否需要继续治疗共病进行重新评估。如果此时共病仍对患儿的心理社会功能或学习功能产生负面影响，则需要对此共病继续进行治疗。⑤对于儿童及青少年双相障碍共病其他精神障碍者，推荐使用现有的精神药物治疗和/或心理治疗，特别推荐那些已经由随机对照研究证实了的治疗方法，并且在选择具体治疗方法时还需要考虑患者及其家庭特点，例如文化背景、信仰、治疗意愿等。

3. 儿童及青少年双相障碍的精神药物治疗原则和注意事项

（1）治疗前评估原则：在精神药物治疗之前，首先必须对患儿做全面检查，对病情、体质、其他器官及系统功能状况认真评估后，再选用合适的药物。如有条件，应做血药浓度检测，确定最佳剂量和用药时期。

（2）药物选择原则：尽可能选择一种对患儿疗效好、不良反应小的药物，给予足够的治疗剂量和足够的治疗时间。应避免频繁改换药物、随意增加或减少药量和多种药物不恰当的联合使用。用药必须有明确的目标和指征。针对患儿症状特点选择某种恰当的药物，才能取得预期效果。

（3）剂量个体化原则：一般而言，从相对的剂量/体重角度来看，儿童较成人能耐受更大剂量的精神药物，因此用药剂量应个体化。治疗期间监测原则：医师从初始访谈开始就需要对患儿的身高、体重等代谢指标进行测量，并进行规律随访（例如，在治疗最初6个月内每月测量一次，6个月后每6个月测量一次）。此外，当使用某些可能导致体重增加或催乳素水平升高的抗精神病药物时，则需要对患儿的催乳素水平进行监测。

（4）合并用药原则：当抗精神病药物疗效不足时，应当考虑使用增加锂盐或丙戊酸盐治疗。但对于女童和年轻女性，由于丙戊酸盐可能导致怀孕时的风险以及多囊卵巢综合征风险增加，因此需谨慎避免使用。

（5）停药原则：停用精神药物应根据病情、疗效、不良反应等多种因素来决定。过早停药可能导致病情复发，用药时间过久既会增加患儿家庭经济负担又可能增加不良反应。对于病情持久稳定的患儿，应逐步减量至完全停药，忌骤然停药。

4. 儿童及青少年双相障碍的精神药物治疗 迄今为止，针对儿童及青少年双相障碍的研究大都集中于如何治疗躁狂或混合发作，只有很少的研究评估了维持期治疗。此外，按照常识推理，并不是所有对成人有效的治疗就一定适用于儿童和青少年。所以，除非将来有更多针对儿童和青少年双相障碍的研究结果出现，就目前的循证依据来说，针对成人制定的双相障碍治疗指南只能是谨慎地应用于儿童及青少年。由于目前针对儿童及青少年的治疗指南都聚焦于双相Ⅰ型障碍的急性期治疗，所以对于双相Ⅱ型障碍目前尚无统一的治疗推荐。虽然一些临床研究得出的结论并不完全一致，但提示某些精神药物可以尝试在儿童及青少年双相障碍中应用。这些药物包括心境稳定剂和非典型抗精神病药物两大类，在心境稳定剂中包括拉莫三嗪、丙戊酸盐、卡马西平，在非典型抗精神病药物中包括喹硫平、奥氮平、齐哌西酮、利培酮、阿立哌唑。

在上述药物中，仅阿立哌唑获得了美国和欧盟的适应证批准。根据美国食品及药物管理局（FDA）批准的适应证，阿立哌唑可以作为单药治疗或与锂盐或丙戊酸盐联用，治疗双相Ⅰ型障碍躁狂发作或混合发作，包括急性期治疗和维持期治疗。当作为急性期单药治疗时，推荐的起始剂量为 2 mg/d，2 天后滴定至 5 mg/d，4 天后滴定至目标剂量 10 mg/d；当与锂盐或丙戊酸盐联用时，推荐采用同样的滴定方法。如临床需要，可按每次 5 mg/d 的速率逐渐滴定最大治疗剂量 30 mg/d，与成人剂量一致。当作为维持期治疗时，无论是单药治疗还是辅助治疗，都需要使用与急性期相同的剂量。美国和欧盟适应证的差别在于年龄界限，美国批准的适用年龄为 10~17 岁，而欧盟为 13~17 岁。

5. 儿童及青少年双相障碍的心理治疗 长期的随访研究表明，在原有药物治疗的基础上合并家庭治疗（emotionally focused family，FFT）未对患儿的躁狂或抑郁复发时间产生显著影响，但缩短了抑郁发作的持续时间。在另一项小样本长期随访研究中，改良 FFT 显著改善了双相障碍高危儿的抑郁、轻躁狂和心理社会功能。此外，也有研究表明，以家庭为导向的认知行为治疗（cognitive-behavioral therapy，CBT）、辨证行为疗法（dialectial behavior therapy，DBT）以及人际社会节奏治疗（interpersonal and social rhythm theroapy，IPSRT）有希望成为治疗儿童及青少年双相障碍的有效手段。

（二）老年期双相障碍治疗建议

老年期双相障碍是一种发生在老年阶段的慢性精神障碍，患者一生中经历过至少一次躁狂或轻躁狂发作，以及一次抑郁发作。老年期双相障碍包括不同的类型，包括 50 岁后首发的老年期双相障碍，早发的双相障碍患者进入老龄，以及继发于躯体疾病、物质或药物依赖的老年期双相障碍。因此，对疑似老年期双相障碍躁狂发作患者需进行神经影像学检查以排除肿瘤或卒中。

截至目前，对于老年期双相障碍的年龄划分并不明确，在文献报道中存在不同的划分方法。比较宽泛的定义认为超过 50 岁就可以划分入老年期双相障碍范畴，有的临床研究则将 55 岁作为划分点，但更多的临床研究将 60 岁作为划分点。老年期双相障碍患者既包括老年双相障碍患者，也包括在老年期首发的患者。实际上，有超过 10%的双相障碍患者的首发年龄在 50 岁以后。虽然目前针对老年期双相障碍的研究并不多，但其治疗原则基本上与其他患者人群一致。

1. 老年期双相障碍的特殊表现 老年期双相障碍典型的“三高”“三低”症状较中青年少见。躁狂发作时，患者的情绪虽高涨，但缺乏感染性，常以激惹性增高、傲慢、躁动、外跑、好管闲事为主，偏执症状较多，妄想内容带有敌对性和迫害性；抑郁发作时，除抑郁症状之外，常伴有疑病症状，躯体化症状较为突出，自杀倾向较为严重，思维内容常带有妄想性质，有时伴有认知功能的改变，表现与痴呆相似；老年双相障碍也可表现为躁狂和抑郁的混合状态，或其他不典型的状态。

2. 老年期双相障碍的共病 老年期双相障碍的共病现象非常普遍，其共病风险增加，包括物质依赖、创伤后应激障碍、焦虑障碍以及痴呆。晚发型的双相障碍可能会导致更长的发作时间，由此导致这些患者更难以得到痊愈。老年双相障碍患者的死亡率也要高于老年抑郁症患者。

中国台湾的研究显示，老年期双相障碍患者（>60 岁）与同年龄对照组相比，糖尿病（27%）、过敏性疾病（atopic diseases，20%）、吸烟（24%）以及社会功能不全（22%）的发生率较高。美国的长期随访研究发现，服用心境稳定剂的老年人骨折的风险增加了 2 倍，且服用时间的长短与骨折的风险呈正比。此外，除外心境稳定剂的影响后，老年期双相障碍患者的骨折风险仍比非双相组高 20%。老年双相障碍患者与健康同龄人比较认知障碍程度较重。在老年双相障碍患者中，心血管风险与认知障碍程度具有相关性。

3. 老年期双相障碍的药代学与药效学特点 由于老年人器官的退行性改变、循环和肾清除功能减退，导致对精神药物的代谢动力学及药效学有不同程度的影响，因此更容易出现不良反应。

在精神药物代谢动力学方面，老年期患者存在其特异性，包括：①由于胃黏膜细胞数量减小、消化液分泌减少，导致药物吸收受影响。②由于体内脂肪含量增加，导致药物容易在体内蓄积造成中毒。③由于心输出量减少、肝血流量相应减少，导致对精神药物的代谢降解减弱、药物的清除半衰期延长。④由于肾实质不同程度的退行性萎缩，导致对药物的排泄能力降低、排泄时间延长。

在精神药物药效学方面，老年期患者也存在其特异性，包括：①由于多巴胺生成减少、降解增加，导致神经阻滞剂所致的锥体外系不良反应发生率及严重程度都增高。②由于乙酰胆碱神经传递功能降低，导致精神错乱及定向障碍，同时出现外周抗胆碱能不良反应增多。

由此可见，老年期患者对于精神药物的反应会相应增强，因而在使用时需要适当降低药物剂量。此外，由于老年人记忆力减退、对药物不了解或一知半解、忽视规定用药的重要性等原因，导致其对治疗的依从性差。因此对老年期患者用药种类宜少，尽量避免合并用药，服用方法要简化，并详细告知其用法。

4. 老年期双相障碍的精神药物治疗原则和注意事项

(1) 治疗前评估原则：在治疗之前要做好详细的体格检查及必要的实验室检查，特别注意心脏及血压情况，肝、肾及中枢神经系统情况。要注意有无青光眼、颈椎骨关节病及前列腺增生。在治疗过程中也应定期复查躯体情况。必须仔细权衡药物治疗的获益与潜在风险。

(2) 药物选择原则：在选择药物时，尽可能选择半衰期较短的药物，避免使用长效制剂。

(3) 起始治疗原则：精神药物宜从较低剂量开始，治疗量一般为成年人剂量的 1/3 ~ 1/2。增加剂量的过程要比青壮年延长，不能加量过快，治疗剂量应低于青壮年。一般来说，对于

65~80岁的老人，可用成人剂量的1/3~1/2，对于80岁以上者，剂量宜更小。如有肝、肾功能减退，则精神药物的剂量还要降低。一天的药量最好分次给予，一般不要一次服用。

（4）换药和合并用药原则：不要仓促地断言一种药物无效而改换药物。要尽可能避免同时合用几种精神药物，给予精神药物时注意药物的相互作用。

（5）治疗期间监测原则：实验室条件允许时应当定期测血药浓度，以便准确有效地掌握用药剂量。

（6）综合治疗原则：进行药物治疗时需要考虑合并认知治疗、行为治疗、家庭治疗、人际社会节奏治疗的可能，并且同时使用心理健康教育和慢性疾病管理。

5. 老年期双相障碍的精神药物治疗 总体来说，目前尚缺乏对于老年期双相障碍精神药物治疗的系统研究，因此在考虑药物的选择时必须平衡疗效和潜在的风险。虽然一些临床研究得出的结论并不完全一致，但提示某些精神药物可以尝试在老年期双相障碍中应用。这些药物包括心境稳定剂和非典型抗精神病药物两大类，在心境稳定剂中包括锂盐、丙戊酸盐、卡马西平和拉莫三嗪，在非典型抗精神病药物中包括奥氮平、利培酮、喹硫平、阿立哌唑。

6. 老年期双相障碍的心理治疗 现在有越来越多的证据支持对双相障碍患者使用心理治疗，但截至目前，能证实心理治疗在老年期双相障碍应用的研究非常有限。所以，只能从成人双相障碍或老年抑郁症心理治疗的研究中去推测其在老年期双相障碍中的应用。

对于老年抑郁症患者来说，心理治疗是有效的，尤其是认知行为治疗（CBT）。此外，合并恰当的社会心理干预（包括心理健康教育、家庭咨询）也会有助于老年抑郁症患者的治疗。在中国台湾的一项长期研究中，系统保健管理计划（结构式心理健康教育，每月一次的电话随访，精神卫生治疗团队支持）

有效降低了患者的躁狂量表评分。

（三）妊娠期及哺乳期女性双相障碍治疗建议

治疗双相障碍的药物有较高的出生缺陷，处于生育期的妇女在服药期间应该采取有效的避孕措施。需要提醒的是卡马西平、奥卡西平（oxcarzepine）、托吡酯（topiramate）能增加口服避孕药的代谢，避孕妇女应尽可能不要采用口服避孕药的方法。

1. 妊娠期药物使用问题　由于缺少妊娠期药物的安全性评估证据，应该与患者及家属充分讨论妊娠期持续服药或停药的利弊问题。可以有三种选择：在整个妊娠期停药，在打算怀孕前停止服药，在妊娠后的前三个月停药。

妊娠期是否服药是两难的境界，我们不仅考虑服药对胎儿的影响，也要考虑突然停药可能导致的复发对孕妇与胎儿的影响。

（1）药物使用：尽管没有直接的证据表明精神障碍恶化对胎儿发育有影响，但产前应激、抑郁、焦虑与新生儿的各种发育异常有关。此外，孕妇在躁狂状态下，饮酒、吸烟，甚至吸毒的危险性增加，同样对胎儿影响较大。在一项前瞻性89例双相障碍孕妇随访研究中，至少复发一次的危险性为71%。停用锂盐/丙戊酸盐治疗的患者的复发率是不停药的2倍，而且停药后很快复发。与缓慢停药相比，突然停药复发时间缩短11倍。多数的复发为抑郁与混合发作，47%发生在妊娠的前三个月。

1）心境稳定剂：在前三个月的妊娠期间使用锂盐、丙戊酸盐或卡马西平有较高出生缺陷。锂盐使用所致Ebstein畸形、心血管缺陷危险率为1‰~2‰，是正常人群的10~20倍。妊娠期的前三个月持续使用卡马西平胎儿的神经管缺陷率为1%，丙戊酸盐为3%~5%。卡马西平与丙戊酸盐使用还与头面部畸形（craniofacial abnormalities）、肢体畸形、心脏缺陷有关。既往认为拉莫三嗪致畸可能性较低，推荐为双向抑郁障碍的维持治疗，但最近FDA发布警告，妊娠期前三个月服用拉莫三嗪可能与腭裂、唇裂有关。对于加巴喷丁或其他抗惊厥药物的致畸作用，尚无资料。

2）抗抑郁药物：还没有发现三环类抗抑郁药物有致畸作用，但如果在预产期使用可能会致新生儿撤药反应。SSRIs可能相对安全，特别是氟西汀与西酞普兰，但也有长期使用SSRIs出现新生儿撤药综合征、新生儿持续性肺动脉高压的报道。米氮平、曲唑酮、文拉法辛相关资料不多，尚未发现这些药物有明显的致畸作用。尽管如此，仍需注意这些药物的安全性，同时也要注意转躁风险。

3）抗精神病药物：高效价的抗精神病药物由于其较少的抗胆碱作用、抗组织胺作用、低血压作用，在妊娠期使用相对安全。没有证据说明氟哌啶醇、奋乃静、三氟拉嗪的致畸作用。但在出生前使用，新生儿可能会出现较短时间的锥体外系反应。为避免此效应，不推荐使用长效抗精神病药物。对于新一代的抗精神病药物，如利培酮、奥氮平、氯氮平、喹硫平、齐拉西酮等，致畸作用与对新生儿的影响所知甚少。

4）苯二氮䓬类：苯二氮䓬类药物的致畸风险也不甚清楚，早期的研究发现，妊娠期前三个月使用地西泮、氯氮䓬可致畸，包括面裂。但后来的研究没有发现明显致畸作用。荟萃分析显示，在随访研究中，没有发现畸形与使用苯二氮䓬类药物有关，但病例对照研究发现苯二氮䓬类药物有致畸风险。

5）改良电抽搐治疗：研究发现，MECT致畸的风险小于药物。

（2）产前监测：如果患者在妊娠期坚持使用锂盐、丙戊酸盐、卡马西平，应该在妊娠期前20周监测孕妇的甲胎蛋白（α-fetoprotein）以筛查神经管缺陷。如果发现甲胎蛋白异常，应该进行羊膜穿刺术和B超，进一步发现畸形。对于心脏畸形监测，可以在孕期16~18周做B超检查。因孕期肝、肾代谢，体液改变，应该监测血液浓度，以调整药物剂量。在分娩前没有必要停用锂盐，主要是因为分娩后最易出现情绪波动、病情复发。

（3）产后问题：来自丹麦基于普通人群的随访研究发现，如果一级亲属有双相障碍的产妇，发生产后精神障碍的危险性是普通人群的 24 倍，产后复发风险高达 50%。建议在产后预防性使用锂盐或者丙戊酸盐控制产后双相障碍复发。

产后轻躁狂发生在 10%~20%的产妇，常常被认为是正常的兴奋而被忽略。因此，使用三环类药物应该特别注意，以免诱发转相或者快速循环。产后抑郁常常被漏诊，导致自杀风险与社会功能下降，应该及时处理。

2. 哺乳期药物使用问题　所有的药物都能不同程度通过乳汁分泌。在哺乳期是否继续服药同样需要权衡利弊得失。锂盐在乳汁的浓度为血液浓度的 40%，故而不推荐哺乳期使用。如果患者服用拉莫三嗪期间哺乳，其婴儿血液浓度可达到母亲血浓度的 20%，因而也不推荐使用。卡马西平、丙戊酸的数据不多，一般认为相对安全。几乎没有报告其他精神药物（包括抗精神病药物、抗抑郁药物和苯二氮䓬类药物）对接受哺乳婴儿的影响。但是，这些药物在乳汁中存在，可能会影响婴儿的中枢神经系统功能。

美国妇产科协会（American College of Obstetricians and Gynecologist, ACOG）将精神药物对哺乳的影响分为：L1=最安全；L2=安全；L3=比较安全；L4=可能有害；L5=禁用（表 5-2）。

表 5-2　精神药物对哺乳的影响（安全性评估）

常用药物	安全度
丙戊酸盐、卡马西平、奥氮平	L2
利培酮、阿立哌唑、氯氮平	L3
锂盐、喹硫平、齐拉西酮	L4

（四）双相障碍共病治疗建议

双相障碍共病治疗的第一要素要同时考虑双相障碍以及共病状态，第二要注意有些药物可能会导致转相或者导致其他不良躯体反应（如代谢综合征）。因此个体化用药方式尤为重要。对于与物质依赖的共病，建议精神科与从事专门从事成瘾治疗的专家共同决策。

尽管双相障碍共病率较高，但有关治疗的文献较少，而且往往存在设计问题。现存双相障碍共病治疗的随机对照研究中，均发现心境稳定剂治疗有治疗双相障碍共病的良好效果。

1. 锂盐 与安慰剂相比，丙戊酸盐与锂盐合用治疗能减少共病患者的重度饮酒（B）。锂盐能减少冲动性攻击行为。作为增效剂，对于共病焦虑的治疗尚不明确，开放研究发现有效，但对照研究效果不明显（C）。早期的研究发现，锂盐能减少共病患者的酒精滥用问题（C），但随后的研究却没有这样的发现。

2. 丙戊酸盐 可能对双相障碍共病冲动攻击行为、偏头痛有一定疗效。能减少双相障碍共病酒精滥用患者的戒断症状，维持治疗中能提高戒断率（B）。

3. 卡马西平 对照研究发现，对于共病惊恐障碍，卡马西平虽然能减轻40%患者的惊恐发作，但却能增加50%患者的惊恐发作，对另外10%无明显作用（B）。有很多研究发现卡马西平能有效控制共病酒精戒断，包括睡眠问题，效果与奥沙西泮类似（A）。对于共病贪食症，有一定控制效果，但研究的样本量太小。与阿普唑仑、三氟拉嗪的对照研究发现，卡马西平完成率最高，能有效降低行为失控（B）。

4. 非典型抗精神病药物 一项大样本的研究发现，在362例双相障碍共患酒依赖患者中，均使用锂盐或者丙戊酸盐，加用喹硫平或安慰剂，发现与安慰剂相比，加用喹硫平在控制情绪有一定优势（A），但在控制饮酒方面，无明显的优势（A）。另一项类似研究发现，喹硫平组对抑郁的控制优于安慰剂，但对酒精使用障碍无明显效果（A）。在一项对照研究中，奥氮平（5 mg/d）能明显减少酒精相关线索所致的渴求（A），但未能减少饮酒的犒赏作用（A）。还有研究发现，喹硫平、利培酮能不仅能控制双相障碍共病兴奋剂滥用的情绪症状，也能减少对药物的渴求（B）。

也有不少的研究发现，非典型抗精神病药物能有效控制多种焦虑障碍、品行障碍、边缘型人格障碍、抽动-秽语综合征等（B）。例如，加用奥氮平、利培酮在控制 PTSD 比单纯使用 SSRI 效果要好（B）。对于共病顽固性 OCD 加用 12 周的利培酮治疗，效果优于安慰剂（B）。非典型抗精神病药物能有效控制人格障碍的冲动行为。最近的一项针对双相障碍共患焦虑障碍为期 8 周的研究发现，与双丙戊酸钠、安慰剂相比，喹硫平能较好控制惊恐障碍、广泛焦虑障碍的症状，但有明显体重增加倾向（B）。对于有代谢综合征相关问题的共病患者，应该考虑减少使用能引起体重增加的抗精神病药物，或者将之替换为齐拉西酮或者阿立哌唑（A）。

5. 其他抗惊厥药物　包括加巴喷丁（gabapentin）、托吡酯（topiramate）、拉莫三嗪（lamotrigine）等，有一些小样本的研究发现，加巴喷丁能控制共病的社交焦虑、惊恐障碍，托吡酯能有效控制酒依赖、神经性贪食、偏头痛、肥胖等（B）。

拉莫三嗪对于控制难治性快速循环发作共病酒精、多药滥用有较好的效果，且不会导致体重增加（B），但应特别注意皮肤损害，特别是史-约综合征（Stevens-Johnson 综合征）（A）。尽管研究没有发现托吡酯具有明显抗躁狂的作用，但临床研究发现，托吡酯（平均日剂量 261 mg）辅助治疗对于控制双相障碍共病酒滥用患者的对酒精的渴求，减少饮酒量有作用（B）。

6. 抗抑郁剂使用　抗抑郁剂治疗双相障碍有争议，关键问题是诱发轻躁狂、躁狂、混合状态以及快速循环等（A）。对于双相障碍共病焦虑障碍，可以考虑使用 SSRIs，但一定建立在使用心境稳定剂的基础上，并且尽可能不使用三环类以及双通道的抗抑郁药物，以免诱发躁狂、加速循环等。

表5-3总结了双相障碍共病的治疗方法。

表5-3 双相障碍共病的治疗选择

临床表现	一线治疗	二线治疗
惊恐障碍	丙戊酸盐 加巴喷丁	卡马西平 锂盐
强迫症	非典型抗精神病药物	丙戊酸盐 锂盐 拉莫三嗪 加巴喷丁
人格障碍	认知行为治疗或者人际关系治疗(interpersonal therapy，IPT)	丙戊酸盐 卡马西平 奥氮平
注意缺陷/多动障碍	安非他酮 哌醋甲酯	丙戊酸盐 锂盐
创伤后应激障碍	非典型抗精神病药物 丙戊酸盐	卡马西平
神经性贪食障碍、暴食障碍	托吡酯 认知行为治疗	丙戊酸盐
酒精滥用	认知行为治疗、动机增强治疗 自助组织 丙戊酸盐 托吡酯 锂盐	非典型抗精神病药物 加巴喷丁
其他物质滥用	认知行为治疗、动机增强治疗 自助组织	卡马西平 锂盐 非典型抗精神病药物 加巴喷丁
肥胖	行为治疗	托吡酯
偏头痛	丙戊酸盐、卡马西平	托吡酯

三、药物治疗安全性、监测及处理

双相障碍患者要获得良好而持久的康复，需要长期药物维持治疗，因此治疗药物的安全性及相关治疗依从性是除了疗效以外在临床实践中需要尤其关注的两个相互关系密切的方面。

（一）治疗依从性

治疗依从性（treatment compliance）是指患者遵守医师遗嘱、顺从执行治疗计划的程度。其具体表现为患者按医师规定进行治疗及行为与医嘱保持一致的程度。依从程度可分为完全依从、部分依从（超过或不足剂量用药、增加或减少用药次数等）和完全不依从 3 类。在临床实践中，尽管医师给患者开具了合理有效的治疗医嘱，但患者病情仍可能转归不良、康复差，究其原因患者依从性差可能是最主要的原因之一。然而，治疗依从性差常常并非患者单方面的因素造成，而是受包括患者个性、疾病性质、疗效与不良反应、经济负担、治疗期限、医患沟通等多方面因素的影响。很多双相情感障碍患者由于病程中情绪波动大、急性期自知力受损严重、需长期药物维持治疗、担心药物安全性及病耻感等因素，难以完全依从治疗。提高治疗依从性应从以下多个方面着手：①制订并处方切实有效、不良反应较少、且患方经济能承担的治疗方案；还应注意制订的治疗方案尽量简洁易行，便于患方掌握。简而言之，处方应做到安全、有效、经济合理用药。②良好的医患沟通有助于促进医患相互信任，从而有效提升治疗依从性。医患沟通可在日常的诊疗交流中，也可以通过健康教育、心理辅导等方式实现，其成功的基石在于相互尊重、平等交流。首先，要让患方充分了解治疗方案可能带来的获益和风险，保证患方足够知情同意权的情况下选择合理的治疗方案，并告知可能的不良反应及相应的应对方法。其次，处方中用药方法必须清楚明了，便于患者掌握正确的用药方法。再次，在发现依从性不良的情况下，不宜简单指责患方，而应给患方充分表达及提问的机会，了解不依从治疗的原因，做出相应处置；有时，患者有未按治疗方案用药的正当理由，医师应与其坦率地讨论，适当调整用药方案。此外，部分疾病的治疗需要坚持较长时间后方显效，应在开始治疗前告知患方，这一点对于包括双相障碍在内的多种精神疾病显得尤为重要。③建立患者互助小组，通过患者之间的互相沟通、支持和鼓励，促进患者对疾病及治疗手段认识的提高，也可以有助于治疗依从性的提高。这种形式对于包括多数精神疾病在内的慢性病治疗依从性的提高具有重要意义。④改善社会及家庭等环境支持系统。除了为患者建立较好的经济救援及照料系统以外，开展合理的家属及公众健康教育，减少公众对双相障碍等精神疾病的歧视，缓解患者及家属的病耻感也很重要。⑤改进药品包装，亦可有助于治疗依从性的改善。例如个体化的单剂量或一天剂量包装，能够促使患者服药进行自我监督，减少差错；在包装上标注“该药具有镇静作用，如服用，应避免驾车等高危操作”可减少危害性事件的发生。⑥包括双相障碍的部分精神疾病急性期，由于患者缺乏自知力，对治疗依从性差，住院治疗可在短期内提高对治疗的依从程度。⑦对部分因自知力恢复差而口服药治疗依从性差的精神疾病患者，长效针剂治疗可在一定程度上改善其预后。⑧一些精神疾病患者可能部分因为依从性而需要对其采取限制人身自由的约束保护性治疗手段，应注意遵守相关法律法规及正确的诊疗规范和程序。

（二）监测过程及监测指标

双相障碍疾病本身及其相关治疗手段与一些躯体疾病、物质使用障碍等精神障碍的共病及其风险因素密切相关，因而需要在开始药物治疗时（或尽可能在治疗开始前后）对相关指标进行基线监测，并在药物治疗持续的全过程中根据患者情况变化进行定期随访及必要的即时监测。一般推荐的基础基线监测指标见表 5-4。

表 5-4　双相情感障碍治疗安全性监测基线时基础观察指标

病史

躯体疾病史（尤其注意心血管疾病风险因素）

烟酒及其他精神活性物质使用史

家族史：尤其注意心脑血管疾病、高血压、脂代谢紊乱及糖尿病

孕育及避孕史（包括妇女分娩年龄）

体格检查

腰围和/或体重指数（kg/m^2）

血压

实验室检查

全血细胞计数

尿素、肌酐、24 小时肌酐清除率（如有肾病病史）

肝功能

空腹血糖

空腹血脂，包括：总胆固醇（TC）、极低密度脂蛋白（vLDL）、低密度脂蛋白（LDL）、高密度脂蛋白（HDL）、三酰甘油（TG）

心电图

甲状腺功能及皮质醇等其他内分泌系统检查（必要时）

尿常规（必要时）

尿毒物筛查（必要时）

妊娠试验及泌乳素（必要时）

凝血酶原时间和部分凝血活酶时间（必要时）

这些普遍推荐的基线监测指标一般需要在治疗 4 周时复查一次，第一年内每 3~6 个月复查一次，之后每年复查一次。然而，儿童、青少年、老年、有躯体疾病的患者、同时使用一种以上药物等特殊情况者的复查间隔时间应该缩短。同时应该对更具临床症状、血液学、肝、心血管和神经系统等功能异常的征象予以及

时预测或者调整监测时间及指标。在发现出现相应疾病或器官损伤时，应及时合理调整治疗方案，并请相关科室会诊或转诊。

除上述普遍推荐的监测指标和频率外，应根据所使用的治疗药物的不同，重点关注或增加一些监测指标，尤其是部分易中毒药物的血药浓度（注意应该在药物浓度最低点重复检测）及易受损害器官的相关指标，详见表5-5。

表5-5 双相障碍根据不同治疗药物需重点关注或增加的安全性监测指标

锂盐治疗

血药浓度：由于锂盐的血浓度治疗窗非常狭窄，血药浓度监测非常重要，目标血锂浓度为0.8~1.2 mmol/L。碳酸锂血药浓度在1~2小时达峰，半衰期约为24小时，建议血锂浓度取血时间应在末次服药后12小时，以测定低谷血药浓度为标准。急性期或改变剂量后要求连续2次血药浓度检测都在治疗窗内，这之后除非临床症状提示需要监测，可以每3~6个月重复检测一次

其他指标：基线监测应增加甲状腺功能（尤其是TSH）、血钙及其他血电解质浓度监测。甲状腺功能及血钙浓度治疗半年时至少复查一次，此后每年至少复查一次；其他血电解质浓度监测至少每3~6个月一次

抗惊厥药物治疗

血药浓度：为避免蓄积中毒，有条件者应监测血药浓度，急性期或改变剂量后要求连续2次血药浓度监测都在治疗窗内，此后在临床发现必要性指征时监测。双丙戊酸钠目标血药浓度为50~100 μg/ml，应在最近一次剂量调整后3~5天测定

其他指标：

基线：应注意询问血液及肝病史

长期监测：丙戊酸盐治疗者应定期动态监测体重、全血细胞计数、肝功能、月经情况；发现风险因素时查血压、空腹血糖及血脂、骨密度等。卡马西平治疗者应定期动态监测全血细胞计数、肝功能、血电解质浓度；在治疗前几个月内应特别注意皮疹情况；存在风险因素时监测骨密度；如为避孕手段采用者，注意效果。拉莫三嗪治疗者需全程（尤其是加量过程中）警惕皮疹出现，因不及时合理处理者出现全身剥脱性皮炎等严重皮损的机会大

非典型抗精神病药物治疗

主要应对以下指标进行长期定期动态监测。

体重，血压，空腹血糖及血脂，心电图及血催乳素水平

（三）常见不良反应及其处理

双相情感障碍治疗药物可发生多系统和器官的不良反应，较突出的有锂盐中毒、代谢内分泌系统不良反应、肾毒性、血液系统不良反应、心血管系统不良反应、神经精神系统不良反应、严重皮疹及消化系统不良反应等。

1. 锂盐中毒 如前所述，锂盐治疗窗狭窄，易发生中毒。一般当血锂浓度上升到 1.4 mmol/L 以上，就可能出现锂中毒。先兆或早期症状表现为呕吐、腹泻、粗大震颤、抽动、呆滞、困倦、眩晕、构声不清和轻度意识障碍，典型中毒主要表现为不同程度的意识障碍，伴构音障碍、共济失调、反射亢进、锥体束征阳性等神经系统征象，严重时可出现昏迷、血压下降、心律失常、肺部感染、少尿或无尿，甚至死亡。包括：共济失调、肢体运动协调障碍、肌肉抽动、言语不清和意识模糊，重者昏迷、死亡。一旦发现毒性反应需立即停用锂盐，大量给予生理盐水或高渗钠盐加速锂的排泄，或进行人工血液透析（表 5-6）。

表 5-6 锂盐血药浓度与中毒反应之间的关系

血锂浓度（mmol/L）	不良反应
1. 0~1. 5	细震颤、恶心
1. 5~2. 0	齿轮样震颤、恶心和呕吐、嗜睡
2. 0~2. 5	共济失调、意识混浊
2. 5~3. 0	构声障碍、粗大震颤
>3. 0	谵妄、抽搐、昏迷、死亡

2. 代谢和内分泌系统不良反应

（1）代谢综合征及相关疾病：代谢综合征是一组复杂的代

谢紊乱症候群，主要表现为肥胖或超重、高脂血症、高血压、胰岛素抗性和/或葡萄糖耐量异常的在个体身上簇集性发生，是导致糖尿病及心脑血管疾病的重要危险因素，其发生机制被认为主要是与体重增加相关的胰岛素抵抗。治疗双相障碍的多种药物常常使患者食欲增加且活动减少，从而导致明显的体重增加。同时这些药物也被观察到与糖耐量异常乃至糖尿病及血脂代谢紊乱显著关联。研究观察到非典型抗精神病药、抗惊厥药及锂盐均与体重增加关联。早期认为非典型抗精神病药物体重增加最为突出，近期研究发现部分非典型抗精神病药（如阿立哌唑及齐拉西酮）并无突出的体重增加作用，但氯氮平、奥氮平等药的体重增加不良反应最常见，并能影响体内的糖脂代谢，甚至诱发糖尿病。锂盐及丙戊酸盐治疗也与体重增加显著关联，但其程度较奥氮平轻。而对于拉莫三嗪和卡马西平来说，体重增加则不是重要问题。为防治代谢综合征，在双相障碍的治疗（尤其是长期维持治疗）中，应选用治疗有效而且增加体重不良反应较少的药物，注意定期监测体重、血糖和血脂，患者则应合理节制饮食、适度参加体育锻炼。一旦发生代谢综合征，在可能情况下应更换引起体重增加较轻的药物，必要时请内分泌代谢科、营养科等医师会诊协助或指导诊治，防治糖尿病危象、酮症酸中毒等更严重的相关并发症。

（2）甲状腺功能减退：锂盐维持治疗会增加甲状腺功能减退的风险，一些研究提示该不良反应和情感事件、快速循环和更严重的抑郁发作风险增加有关。超过30%使用锂盐维持治疗的老年患者或已经提高了甲状腺释放激素水平，或需要甲状腺素替代治疗，近期的研究提示锂盐治疗可能对女性患者的甲状腺功能影响更突出。因此应在锂盐治疗期间推荐进行甲状腺功能的检查。

（3）多囊卵巢综合征（polycystic ovary syndrome，PCOS）：研究证据表明，使用双丙戊酸钠增加PCOS的风险，然而这些证据主要来自对癫痫患者的研究，而癫痫患者本身就有较高的PCOS患病率。对双相情感障碍女性患者的研究尚无足够证据表明丙戊酸盐增加PCOS的患病率，但出现月经异常的发生率较高，并有雄激素升高的生化证据，因此也应对此给予必要关注，尤其是对于可能有潜在生育计划的女性患者，应慎用丙戊酸盐。

3. 肾毒性锂盐 和一些症状性肾病有关，如尿崩症、肾病综合征和肾衰竭等。据估计超过20%的长期锂盐治疗患者都存在多尿。大约有30%的经锂盐治疗的患者可能会出现锂盐中毒，这可能引起肾小球滤过率降低。肾功能的衰退与较高的血浆锂浓度、合并使用药物、躯体疾病和年龄有关，而不是和锂盐的使用时间有关。总体来说，有少量的证据表明大多数的患者都存在进行性肾衰竭的风险，所以在使用锂盐治疗期间，血浆肌酐浓度应该至少每年检测一次。多尿症状严重或发现肾衰竭时应减药或停药。

4. 血液系统不良反应 有报道显示部分非典型抗精神病药及抗惊厥药对血液系统有影响，其中最为突出的问题是骨髓抑制相关的白细胞减少，较为罕见，但目前常用药物中氯氮平及卡马西平引起的较为多见。一项有122 562名患者的大型调查显示，可能或确定由药物引起的白细胞计数改变的大部分原因是由氯氮平（0.18%）、卡马西平（0.14%）和甲哌丙嗪（0.09%）导致的，在使用新型非典型抗精神病药的患者中，可能或确定由药物引起的白细胞减少的患者中仅有5名使用奥氮平，仅有1名患者使用利培酮。抗抑郁剂引起血液系统异常的发生率明显较低（约0.01%）。因此，如白细胞计数低，应避免使用氯氮平、卡马西平等药物，而在应用这些药物时应常规定期监测血常规。发现此类药物所致的血细胞严重减低时，除停药以外，应及时给予集落刺激因子等有效治疗。

5. 精神神经系统不良反应

（1）锥体外系不良反应（extrapyramidal side effects，EPS）：

为传统抗精神病药物治疗最常见的神经系统不良反应，但非典型抗精神病药（如利培酮及帕利哌酮，尤其是在较大剂量时）的 EPS 发生率仍较高，应注意观察和处理。发生治疗较早期的 EPS 包括急性肌张力障碍、类帕金森症、静坐不能。前二者可用抗胆碱能药物（如东莨菪碱及盐酸苯海索）处理，但静坐不能使用抗胆碱能药物一般无效，需使用苯二氮䓬类药和 β-受体阻滞剂如普萘洛尔等治疗。常用的抗胆碱能药物是盐酸苯海索（安坦），剂量 2~12 mg/d。迟发性运动障碍多见于持续用药几年后，极少数可能在几个月后发生。用药时间越长，发生率越高。其临床表现以不自主的、有节律的刻板式运动为特征，最早体征常是舌或口唇周围的轻微震颤或蠕动。早期发现、早期处理有可能逆转，但多数治疗效果差，因此关键在于预防。同时，在双相障碍的治疗中，对于精神药物引起的一些严重不良反应如恶性综合征和 5-HT 综合征需要引起足够的重视和警惕。

（2）认知功能损害：双相障碍本身及治疗药物均可能对患者的记忆、注意、执行能力等认知功能造成损害，但目前尚缺乏能够将双相障碍本身及治疗药物造成的认知功能进行清除区分的研究证据，但一些相关的研究提示治疗药物可能造成患者的认知功能值得被关注。如锂盐治疗可能会出现运动速度减慢和轻度记忆力损害；双丙戊酸钠减量或换药可能会减轻认知功能损害；托吡酯也被报道可能引起认知损害，特别是加量太快时；前期的数据表明服用利培酮和奥氮平的双相情感障碍患者认知功能有改善，但近期报道的队列研究结果提示服用非典型抗精神病药的双相障碍患者的认知功能损害较健康对照及未服用非典型抗精神病药的双相障碍重。因此，如果注意到患者的认知功能损害严重，且与药物的使用及加量密切相关障碍，在可能情况下应考虑减量或换药。

（3）过度镇静：出现过度镇静应根据情况考虑减药、停药或换药。

6. 心血管不良反应　目前最为关注的心血管不良反应是多种精神病药物均可能导致心电图 QTc 延长及相关的心源性猝死。但至今因 QTc 延长不良反应较为突出而在临床应用中受到显著限制的主要有硫利达嗪、舍吲哚、氟哌利多等抗精神病药及部分三环、四环类抗抑郁药等。罕见的严重 QTc 延长可出现尖端扭转性心律失常，极少数可能发展成为心室颤动或猝死。机制可能是改变心肌层中钾通道的结果。在老年人中，药物引起的心律失常更易危及生命。因此，密切关注心电图 QT 间期的变化以及时发现和纠正低血钾（尤其是兴奋激越和/或进食、进水少的新入院患者），可降低抗精神病药物的猝死风险。

QT 间期离散度异常或 T 波异常和抗精神病的治疗无关，但是和锂盐的治疗有关。大约有 60%使用锂盐维持治疗的老年患者有心电图的异常。

除了药物所致的 QT 间期改变以外，双相障碍及精神分裂症患者不良的生活方式以及遗传素质引发的糖脂代谢紊乱是心血管疾病危险因素，服用抗精神病药物引起的体重增加、糖脂代谢异常可能进一步加重心血管疾病的风险。

7. 消化系统不良反应

（1）胃肠道症状：服用双相障碍药物可出现发生率不等的恶心、呕吐、腹泻等胃肠道症状，在首次使用或者加量较快的患者中，胃肠道症状会更为常见。多数在缓慢的剂量滴定、与食物同服及使用缓释剂型的情况下有所缓解。多数发生在使用早期，使用一段时期后耐受。不能耐受者应根据情况选用减量、换药、使用消化科药物对症治疗等方法。

（2）肝功能异常：双相障碍治疗药物尤其是丙戊酸盐及卡马西平常发生肝氨基转移酶升高，但多为一过性、可自行恢复，一般无自觉症状，轻者不必停药，合并护肝治疗；但重者、出现黄疸者、相关躯体症状明显者应立即停药，加强护肝治疗。胆汁阻塞性黄疸罕见，有时可以同时发生胆汁性肝硬化。对于有基础肝病或肝炎的患者，应在密切观察的情况下，谨慎选择肝功能损伤小的治疗药物。

8. 皮疹 临床数据表明，使用拉莫三嗪、丙戊酸盐及卡马西平均可能出现严重皮疹，如表皮坏死松解症和 Stevens-Johnson 综合征。其中以拉莫三嗪更为常见。合并使用以上两种药物或加量过快都会显著增加出现皮疹的风险。研究结果提示，如果降低拉莫三嗪的推荐起始剂量，减慢药物滴定速度可显著减少皮疹的发生及危害，如有研究发现起始剂量降低为 25 mg，每周加量 25 mg，那么出现严重皮疹的概率可以降低到 1∶5000。因此，应该告知使用拉莫三嗪的患者上述风险，并且在出现皮疹后立即与医师联系，如果有出现严重皮疹的可能，应该立即停药。此外，应避免上述三种药物之间的合并使用。锂盐可能会引起少见但严重难治性的脓疱性痤疮，而这只有在患者停用锂盐后才会缓解。

第 6 章 双相障碍治疗循证医学证据

吕路线 潘 苗 梁 炜 仲照希
李 红 张 燕

应用 PUBMED（http://www.ncbi.nlm.nih.gov/pubmed/）、EMBASE、CBMDISC 及 CMCC 等数据库检索国内外有关双相障碍治疗的研究文献（除外 1 篇在线发表于 *The Lancet* 的论文），系统评述双相障碍药物治疗、物理治疗、心理治疗的有效性和安全性。

一、药物治疗

（一）心境稳定剂

1. 锂盐 锂盐因其较好的长期疗效，已成为治疗急性躁狂发作优先选择的药物。Tamayo 等对 22 个随机对照研究（randomized controlled trial，RCT）进行的 Meta 分析显示：与安慰剂相比，锂盐单药治疗急性躁狂发作有效率（response rate）、临床治愈率（remission rate）更高，但因不良反应终止治疗的比例也较高。基于 2 项较大样本 RCT 的 Meta 分析也支持锂盐是治疗急性躁狂发作、特别是中到重度患者的有效药物。

关于锂盐治疗双相障碍抑郁发作有效性的 RCT 证据相对不足，但锂盐治疗可降低继发于心境障碍的自杀风险的观点已存在了 40 多年。Vieta 等对 19 篇文献进行的 Meta 分析发现，治疗双相障碍抑郁发作，锂盐与安慰剂相比并没有疗效差别。一项为期 8 周的双盲安慰剂对照研究显示，锂盐治疗并未增加临床治愈率及改善蒙哥马利-艾森伯格抑郁量表（MADRS）、汉密尔顿抑郁量表（HDRS/HAMD）评分（$P=0.123$）。2 项大样本的 Meta 分析显示，锂盐治疗可降低双相障碍抑郁患者的死亡率、自杀风险，这种抗自杀效应可能源于特定心境障碍复发的减少，亦可能通过降低攻击性、潜在冲动性等途径减少了自杀行为。Oquendo 等完成的一项随机临床研究表明，对伴有自杀观念的双相障碍患者而言，锂盐较丙戊酸钠对自杀行为有更好的预防作用。

锂盐已被视为双相障碍长期治疗的标杆。2014 年 9 月 *Lancet Psychiatry* 在线发表的一项 Meta 分析，纳入 1970—2012 年间的 33 项 RCT，结果显示：在预防躁狂及抑郁复发方面，锂盐均优于安慰剂，但耐受性较安慰剂差；建议锂盐应作为预防双相障碍复发的首选治疗药物。锂盐与安慰剂维持治疗双相障碍 I 型的双盲对照研究显示：相比血锂浓度<0.6 mEq/L（【注】国内临床上常用 mmol/L 标注血锂浓度，而国际研究大多以 mEq/L 为单位。锂离子的化学价=1，因此血锂浓度单位换算：1 mEq/L=1 mmol/L），血锂浓度 0.6～1.2 mEq/L 大大延迟了双相障碍（包括躁狂或抑郁发作）的复发，支持充足剂量的锂盐（血锂浓度>0.6 mEq/L）可以更有效地预防双相障碍 I 型躁狂或抑郁发作的复发。所有的研究结论并不完全一致，纳入了 5 个 RCT（$n=770$）的 Meta 分析虽肯定了长期锂盐治疗对双相障碍复发、尤其对躁狂发作的良好预防作用，但对抑郁发作的预防效果则不确定。

目前尚缺乏锂盐治疗双相障碍快速循环型的 RCT 研究。Suppes 等的一项为期 16 周的开放性研究显示：锂盐可改善双相障碍快速循环型患者的 MADRS 分，完成锂盐治疗的 19 例患者中，有 1 例出现转相。Amsterdam 等比较了锂盐和文拉法辛单药治疗双相障碍快速循环型抑郁发作的疗效差异发现，锂盐在改善患者 HDRS 评分（$P=0.001$）、提高治疗有效率（$P=0.021$）及临床治愈率（$P=0.001$）方面不及文拉法辛。

抑或是临床上高估了锂毒性，导致锂盐用量显著不足，而使得联合治疗成为一种选择。一项多维度、前瞻性、随机临床研究发现，个体化治疗联合低剂量锂盐（血清锂浓度中位数 0.4 mEq/L）与单独的个体化治疗对急性躁狂发作及维持期的疗效无显著差异，但联合锂盐干预可以减少第二代抗精神病药物的使用，这对于担忧第二代抗精神病药物的不良反应，包括代谢综合征和迟发性运动障碍的患者不失为一种选择，并提示较低剂量的锂盐只是作为急性期优化个体化治疗的一部分，不作为单药治疗或维持治疗。

锂盐应用于儿童及青少年的报道较少。针对双相障碍Ⅰ型的儿童及青少年（$n=105$，7~17 岁）患者，Findling 等完成的 8 周急性期治疗和 16 周开放治疗的锂盐疗效研究，显示，锂盐是治疗急性躁狂/混合发作的安全、有效药物，但在维持治疗期即使合并其他心境稳定剂或抗精神病药物治疗效果并没有得到持续提升。另 2 项小样本开放性研究证实锂盐可用于儿童及青少年双相障碍急性抑郁发作的治疗，可有效改善抑郁症状，减少自杀行为发生。锂盐是治疗老年双相障碍的相对常用药物。基于老年双相障碍Ⅰ型（≥55 岁）患者的双盲、安慰剂对照研究表明，锂盐（血锂浓度 0.8~1.1 mEq/L）可延迟躁狂/轻躁狂/混合发作的复发，且耐受性良好。

2. 丙戊酸盐　近 20 年来，丙戊酸盐的应用大幅增加。2 项为期 12 周的较大样本的随机开放研究表明，丙戊酸钠与锂盐治疗急性躁狂发作的疗效和耐受性相当。一项为期 12 周的国际、随机开放、平行对照、等效性研究（$n=268$）也显示丙戊酸钠和锂盐治疗急性躁狂/混合发作疗效相仿；二者不良反应发生率也没有显著差异。Rosa 等纳入了 14 个 RCT 的 Meta 分析显示，与安慰剂20%~30%的有效率相比，丙戊酸钠约50%的治疗有效率反映了其控制躁狂发作的功效，并提出丙戊酸钠治疗双相障碍快速循环型和混合发作似乎比锂盐作用更强。一项为期12周的RCT（$n=521$）显示：与安慰剂相比，双丙戊酸钠对躁狂发作的治疗优势在治疗3周末尚未显现，至12周末时明显优于安慰剂。2项为期3周的RCT评估双丙戊酸钠缓释片对急性躁狂发作的有效性，Bowden等发现双丙戊酸钠缓释片对躁狂症状的改善、治疗有效率（$P=0.012$）均显著高于安慰剂；而Hirschfeld等则没有发现此种差异，究其阴性结果的原因或与超过80%的治疗终止率以及处方药物低于推荐剂量存在一定关系，提示在治疗中要注意药物剂量调整及血药浓度监测。一项为期8周的随机双盲安慰剂对照研究显示，双丙戊酸钠缓释片（起始剂量15 mg/kg，最大剂量可达30 mg/kg）可有效减轻轻躁狂/躁狂的症状，且耐受性良好；但并未缓解混合发作患者的抑郁、焦虑症状。

已发表的丙戊酸盐治疗双相障碍抑郁发作的RCT较少。纳入4项随机、双盲、安慰剂对照研究（$n=142$）的Meta分析肯定了丙戊酸钠治疗双相抑郁发作的疗效。2项为期6~8周的随机、双盲、安慰剂对照研究显示，双丙戊酸钠可有效改善双相障碍抑郁、尤其是双相障碍I型抑郁发作患者的抑郁、焦虑症状。

纳入6个RCT的系统评价显示，无论是躁狂急性期治疗或是缓解期维持，丙戊酸钠都是有效的药物，没有发现与锂盐疗效的差异。二者联合治疗预防复发的效果可能更好，但要考虑患者的耐受性。在The Lancet上发表的一项随机、开放性研究则显示，经过2年的临床随访，发现丙戊酸钠与锂盐联合治疗和锂盐单药治疗双相障碍I型患者可能比丙戊酸钠单药治疗能更有效地防止复发，该研究既不确定也不反驳锂盐单药治疗比联合治疗的优势。另一项包括双相障碍急性期治疗和缓解期维持的随机临床研究显示：与锂盐相比，处方双丙戊酸钠的患者因不良反应而停止治疗的人数（12%）比锂盐治疗的患者（23%）少，经过 1 年的随访发现，两组患者在预后、生活质量、残疾天数方面差异无统计学意义。Bowden 等的随机对照研究，将维持治疗期的患者分为心境愉悦亚型、易激惹亚型，发现与锂盐和安慰剂相比，双丙戊酸钠维持治疗对抑郁症状和总体功能的改善更好，而易激惹亚型的患者无论接受锂盐或双丙戊酸钠维持治疗都表现出较多的不良反应。

Rosso 等认为丙戊酸钠是治疗双相障碍混合发作的一线药物。Fountoulakis 等综述了 32 篇基于 RCT 数据的文献，结果显示丙戊酸钠和卡马西平治疗混合发作是有效的。

Muzina 等调查了双丙戊酸钠缓释片对双相障碍Ⅰ或Ⅱ型抑郁发作的疗效，其中 67%的患者为双相障碍快速循环型。结果显示，与安慰剂相比，双丙戊酸钠可显著改善双相障碍Ⅰ型患者的 MADRS 评分，治疗有效率也较高；但二者临床治愈率的差异并无显著性。

一项前期为 4 周双盲对照急性治疗期、后期 6 个月为开放治疗期的研究表明，对于儿童（$n = 150$，10～17 岁）双相障碍Ⅰ型躁狂/混合发作，双丙戊酸钠急性期治疗在疗效或不良反应方面与安慰剂相比差异并无显著性，后期才显示出轻微降低 YMRS 总分的作用。另一项为期 6 周的随机、双盲研究则未进一步提供双丙戊酸钠能有效治疗儿童及青少年双相障碍的证据。Delbello 等报道的随机、双盲对照研究表明，双丙戊酸钠与喹硫平联合治疗青少年（12～18 岁）双相障碍躁狂/混合发作的效果要优于双丙戊酸钠单药治疗，但不良反应也更多见。

3. 拉莫三嗪　拉莫三嗪已被作为心境稳定剂广泛应用和研究。最初的研究纳入了 30 名受试者，结果显示，拉莫三嗪与锂盐治疗躁狂的有效率相仿。然而，更大规模的研究却未能验证上述结果。

Bowden 等认为拉莫三嗪对于双相障碍抑郁发作具有中等程

度的疗效。5 个为期 7~10 周拉莫三嗪单药治疗急性双相障碍抑郁发作的随机双盲对照研究显示，与安慰剂相比，仅 1 个研究表现出了拉莫三嗪对 MADRS、临床总体印象严重程度量表（clinical global impressions-severity，CGI-S）和临床总体印象改善量表（clinical global impressions- improvement，CGI-I）评分的改善，4 个研究均未发现拉莫三嗪的治疗优势。Geddes 等对 5 个 RCT 进行的 Meta 分析显示，对于 HAMD 基线评分>24 分的双相抑郁患者，拉莫三嗪的疗效优于安慰剂（$P=0.001$），而对 HAMD 评分≤24 分的患者，却无此效果（$P=0.445$）。Schaffer 等比较了心境稳定剂联合拉莫三嗪或西酞普兰治疗双相抑郁的效果，发现两种治疗方式都显著减少患者 MADRS 评分（联合拉莫三嗪组 $P=0.001$，联合西酞普兰组 $P=0.002$），对抑郁症状的疗效相当（$P=0.78$）。Bowden 等针对双相障碍Ⅰ或Ⅱ型抑郁发作进行为期 8 周的 RCT 显示，与拉莫三嗪单药治疗相比，其联合双丙戊酸钠治疗对抑郁症状的改善更佳。

一项观察拉莫三嗪单药治疗双相障碍快速循环型（$n=182$）疗效的对照研究，应用生活记录量表（life chart method，LCM）动态评估患者26 周（1 次/周）的情绪症状变化，发现处方拉莫三嗪的患者比处方安慰剂的患者，更可能达到正常心境（每周多出至少 0.69 天的正常心境），结果支持拉莫三嗪对双相障碍患者潜在的稳定心境的作用。Suppes 等进行的为期 16 周的开放性研究，比较了拉莫三嗪（200 mg/d）与锂盐（900 mg/d，血锂浓度 0.6~1.2 mEq/L）单药治疗双相障碍快速循环型抑郁发作的疗效，发现二者对 MADRS 评分的改善无差异，但拉莫三嗪对大体社会功能量表（global assessment of functioning scale，GAF）评分的改善优于锂盐，尤其处方拉莫三嗪的患者均无转相。

纳入 34 个 RCT 的 Meta 分析支持拉莫三嗪是预防双相障碍复发、特别是预防抑郁发作的有效维持治疗药物。Bowden 等的开放、双盲、随机、对照研究，针对近期出现躁狂/轻躁狂发作的双相障碍患者，比较了拉莫三嗪与锂盐、安慰剂维持治疗的疗效差异，发现拉莫三嗪和锂盐比安慰剂能更有效地延迟心境障碍的复发（拉莫三嗪/安慰剂 $P = 0.02$，锂盐/安慰剂 $P = 0.006$）。其中，拉莫三嗪在延迟抑郁发作复发、锂盐在延长躁狂/轻躁狂/混合发作的复发方面更优。该课题组针对近期出现抑郁发作的双相障碍Ⅰ型患者，也进行了类似的开放双盲随机对照研究，得到了相同的结论。一个持续 2 个阶段、为期 52 周的开放性研究，观察了拉莫三嗪对双相障碍Ⅰ型重度抑郁发作的疗效，结果显示：经过第一阶段 7 周的双盲对照治疗后，处方拉莫三嗪的患者 MADRS 和 CGI-I 分低于接受安慰剂者；第二阶段两组患者均接受 1 年期拉莫三嗪治疗（剂量 100～500 mg/d），至随访结束，患者的 MADRS 分数与基线相比均显著、持续改善（$P < 0.05$），临床治愈率（MADRS 评分 ≤ 11 分）为 81.4%，躁狂/轻躁狂的发生频率亦较前 1 年降低。

Calabrese 等进行的双盲安慰剂对照研究表明，拉莫三嗪单药治疗双相障碍快速循环型疗效显著且耐受性良好，未出现实验室检查、生命体征和体重的变化，也无严重皮疹的发生。Kemp 等亦开展了一项双盲安慰剂对照研究，对处方锂盐联合双丙戊酸钠治疗的双相障碍快速循环型患者进一步添加拉莫三嗪，却未发现疗效的增加，反而导致较高的早期治疗终止率；疗效欠缺、耐受性较差提示该治疗方案的无效性。

Biederman 等针对 17 岁以下的儿童及青少年双相障碍患者，进行了为期 12 周的小样本开放研究，发现拉莫三嗪单药治疗可有效改善躁狂/抑郁/注意缺陷多动障碍（ADHD）症状；不足的是，该研究脱落率高达 25%，皮疹是原因之一，但并未出现 Steven Johnson 综合征。Chang 等的 8 周开放研究也支持拉莫三嗪对儿童及青少年（12～17 岁）双相障碍患者抑郁发作的良好疗效。一项基于老年（≥55 岁）双相障碍Ⅰ型患者的安慰剂对照研究表明，拉莫三嗪可延迟任何情感相的复发，治疗抑郁发作有效、耐受性良好。

4. **卡马西平/奥卡西平** 纳入35个随机临床研究的系统分析证实了卡马西平的抗躁狂效果，奥卡西平的作用并不确定。纳入68个RCT（涉及14种躁狂发作治疗药物）的Meta分析肯定了卡马西平治疗急性躁狂发作的疗效。2个较大的、为期3周的随机、双盲、安慰剂对照研究汇总的结果证明，卡马西平缓释胶囊单药治疗急性躁狂发作是有效的，但不良反应发生率也较高，主要为头晕、嗜睡、恶心、呕吐和共济失调。El-Mallakh等报道的随机、双盲研究发现，卡马西平速释和缓释胶囊均可改善双相障碍患者的躁狂、抑郁症状，且二者疗效无差异。

为了区分锂盐与卡马西平对不同群体的疗效，Kleindienst等对一项随访2.5年的临床研究（$n=171$）进行亚组分析。发现锂盐对双相障碍Ⅰ型患者症状的改善优于卡马西平；相比之下，在双相障碍Ⅱ型或未定型患者中卡马西平同样有效。锂盐明显减少典型双相障碍患者（无心境不协调的妄想及共病）的住院率（$P=0.012$）；而对非典型双相障碍患者，卡马西平的治疗趋势更优。目前缺乏奥卡西平治疗成人双相障碍患者的RCT研究。Mosolov等对双相障碍和分裂情感障碍（$n=48$）长期治疗的患者处方卡马西平（剂量300~1600 mg/d）或奥卡西平（剂量600~1800 mg/d），结果显示两组患者同等受益，两种药物对抑郁和躁狂发作的预防疗效相当，且都能够阻止双相障碍快速循环型发作，其中奥卡西平不良反应相对较少。

Weisler等公布了3个针对混合发作治疗的多中心RCT的文章显示，卡马西平与YMRS总分的减少相关、可降低HAMD评分。

针对42例儿童及青少年（8~18岁）双相障碍患者的6周开放性研究表明：卡马西平、锂盐、双丙戊酸钠治疗急性躁狂/混合发作均有疗效，治疗有效率分别为卡马西平38%、锂盐

38%、双丙戊酸钠 53%，三者之间差异无统计学意义（$\chi^2 = 0.85$，$P=0.60$），均耐受性良好，未发生严重不良反应。Joshi 等完成的为期 8 周的开放研究表明，卡马西平缓释剂能够改善患者的躁狂/抑郁症状，甚至对精神病性症状以及 ADHD 症状也有改善，但该研究的脱落率非常高（41%）。一项治疗儿童躁狂发作的随机、双盲、对照研究显示，奥卡西平较安慰剂有较高的治疗优势（42%与 26%），但差异无统计学意义，类似趋势在使用不同量表评定时均可见到。另外，奥卡西平的不良反应显著多于安慰剂，尤其是头晕、恶心及嗜睡。

5. 其他　鉴于缺乏疗效，现有证据并不支持托吡酯（topiramate）应用于双相障碍患者。纳入了 68 个 RCT 的 Meta 分析显示，托吡酯治疗急性躁狂发作的疗效并不优于安慰剂。4 个为期 3 周的 RCT 也发现，与安慰剂相比，处方托吡酯的患者并无躁狂症状的明显减轻。但对无法耐受锂盐、丙戊酸钠、卡马西平或治疗无效的双相障碍患者的研究显示，联合托吡酯可以适当改善症状，并有减肥或避免体重增加作用。一项西布曲明（sibutramine）和托吡酯辅助治疗超重或肥胖双相障碍患者的 RCT 研究发现，二者虽都可减轻体重（每周 0.85、0.82 kg），却有着相似的高治疗终止率，而托吡酯的早期停用可能与躁狂和抑郁症状恶化有关。原始数据来自一项为期 3 周的基于双相障碍Ⅰ型急性躁狂发作患者的双盲安慰剂对照研究，析因分析表明高剂量托吡酯（512 mg/d）治疗显著减少终点 YMRS 分数（$P=0.03$）。McIntyre 等应用托吡酯或安非他酮联合心境稳定剂治疗双相障碍抑郁发作的初步单盲研究显示，两组患者终点 HDRS-17 得分均明显降低（$P=0.001$），组间差异无统计学意义（$P=0.097$）。针对双相障碍躁狂/混合发作的儿童青少年（6~17 岁）的小样本短期、安慰剂对照研究显示，托吡酯改善了患者的 YMRS 及儿童简明精神病量表（brief psychiatric rating scale for children，BPRS-C）评分，但存在食欲减退、恶心、腹泻、感觉异常等不良反应。Tramontina 等对 10 名使用抗精神病药物或心境稳定剂治疗后体重增加超过基线 5%的儿童青少年（11～17 岁）双相障碍患者合并托吡酯治疗，4 周后发现 YMRS 评分及体重均有明显改善。

加巴喷丁（gabapentin）治疗躁狂发作的研究结果不尽一致。Pande 等开展的双盲、安慰剂对照研究，观察双相障碍Ⅰ型现有治疗（锂盐、丙戊酸盐或二者联合治疗）添加加巴喷丁治疗躁狂/轻躁狂/混合发作的疗效，发现两种治疗方式均可减少 YMRS 评分，但安慰剂组更优。针对缓解期的双相障碍Ⅰ或Ⅱ型患者为期 1 年的随机、双盲、平行对照、多中心的研究，评估现有治疗（锂盐、丙戊酸盐、卡马西平等）联合加巴喷丁与现有治疗联合安慰剂对疾病的预防效果，结果显示，治疗前后组间的双相障碍临床总体印象量表-修订版（modified version of the clinical global impression for bipolar disorder，CGI-BP-M）评分存在差异，两组均未出现躁狂或抑郁症状，支持加巴喷丁对双相障碍患者的长期预后有一定益处。一项比较锂盐及加巴喷丁（900 mg/d）联合治疗与锂盐单药治疗急性躁狂发作的临床研究显示，治疗 6 周后，联合治疗组对 YMRS 分的改善更明显。

（二）抗精神病药物

1. 第二代抗精神病药（非典型抗精神病药物）

（1）利培酮：Meta 分析显示利培酮能快速控制双相躁狂发作急性期症状，但可引起体重增加、EPS、镇静和催乳素水平升高。也有 RCT 研究认为应用利培酮时，EPS 发生率及抗帕金森药物的使用都较少。

关于利培酮治疗双相抑郁的研究较少。Shelton 等发现，利培酮能显著改善患者抑郁症状，而且引起躁狂或轻躁狂的转换率非常低。

一项利培酮治疗双相混合发作或躁狂发作为期 24 周、开放性研究发现，无论躁狂发作还是混合状态，患者的躁狂、抑郁及所有症状评分都降低。

在双相障碍维持治疗中，利培酮长效针剂显示了很好的效果。随访研究及 RCT 研究发现，利培酮长效针可以显著的延迟双相障碍患者的复发，且耐受性良好。此外，Vieta 等发现，利培酮长效针不但可以延迟患者躁狂的复发，且没有发现抑郁症状的恶化。另一项长期、开放性研究证明了同样的结果。

利培酮能快速控制青少年双相障碍的躁狂症状。Haas 等对 169 例 10~17 岁青少年双相躁狂或混合状态患者的 RCT 发现，利培酮能明显降低患者的躁狂症状评分。另 2 项 RCT 发现，利培酮比心境稳定剂更能快速有效的控制青少年双相障碍的躁狂症状。另一项队列研究同样证明了这一结果。

一项利培酮对共病可卡因和甲基苯丙胺依赖的双相障碍的研究发现，利培酮能改善患者的躁狂、抑郁症状及药物渴求及使用症状。但在另一项利培酮对共病惊恐障碍或广泛性焦虑障碍的双相障碍的 RCT 研究中发现，利培酮并没有改善患者的焦虑症状。

（2）喹硫平：喹硫平作为双相躁狂的治疗药物已被广泛应用和研究。Cipriani 等的 Meta 分析显示，喹硫平能改善患者躁狂症状，可以作为双相躁狂的一线用药。RCT 研究发现，喹硫平能明显改善患者的躁狂症状，且耐受性良好，有很少的 EPS。另一项 RCT 发现，喹硫平联合碳酸锂/双丙戊酸钠组的疗效优于单用碳酸锂和丙戊酸钠组。

对喹硫平治疗双相抑郁的 Meta 分析发现，喹硫平能明显改善抑郁症状，且有较好的耐受性。RCT 研究发现，喹硫平能改善患者的抑郁症状，且引起的躁狂发作率很低。

目前有研究发现，喹硫平缓释剂能快速改善双相抑郁的症状。Suppes 等的 RCT 发现，喹硫平缓释剂在治疗第一周就能改善抑郁的核心症状。Porcelli 等的研究也发现，喹硫平缓释片在治疗3天内即可缓解患者的抑郁症状。McElroy等的RCT发现，喹硫平能改善患者的抑郁症状，且引起躁狂或轻躁狂发作率低。在另一项研究中，Young等发现，喹硫平要比锂盐更能改善患者急性期的抑郁症状，且耐受性良好，常见的不良反应有嗜睡、口干、头晕。除了喹硫平单药治疗研究外，也有关于喹硫平联合治疗双相抑郁的研究。一项关于喹硫平联合拉莫三嗪治疗双相障碍Ⅱ型和Ⅱ型的开放性研究发现，喹硫平联合拉莫三嗪有利于难治性双相抑郁的治疗。

喹硫平已被证明是用于双相障碍维持期治疗的常用选择。一项RCT发现，双相障碍Ⅰ型和Ⅱ型患者喹硫平维持治疗后复发风险低，而且有很好的耐受性。而另一项研究也证明，喹硫平明显延迟患者情绪事件的复发。Suppes等研究也发现，在双相障碍Ⅰ型患者的维持治疗中，喹硫平合并碳酸锂或丙戊酸盐治疗的复发风险要低于安慰剂组和碳酸锂或丙戊酸盐组，在安全性方面，包括镇静、体重增加及甲状腺功能减退和喹硫平资料公布的一致。Vieta等关于喹硫平联合锂盐/丙戊酸钠对双相障碍Ⅰ型患者维持治疗的研究发现，喹硫平联合锂盐/丙戊酸钠维持治疗延迟了情绪事件（抑郁/躁狂/混合状态）的复发。一项Meta分析结果表明，喹硫平联合锂盐/丙戊酸钠组情绪事件的复发少于安慰剂联合锂盐/丙戊酸钠组，且复发的时间长，治疗中未出现新的关于喹硫平的安全问题。另一项Meta分析结果显示，双相Ⅰ型患者在维持治疗中继续应用喹硫平，无论联合锂盐还是丙戊酸钠，都可以有效的延迟情绪事件的复发。Chiesa等的Meta分析结果同样显示，喹硫平联合心境稳定剂能有效的预防抑郁和躁狂的复发。

一项关于喹硫平单用治疗快速循环双相障碍的研究发现，喹硫平在控制抑郁天数方面比丙戊酸盐更有效，而在治疗躁狂症状方面二者是相当的。

Pathak等对10~17岁儿童和青少年双相躁狂的RCT研究发

现，喹硫平组能明显改善患者的躁狂症状，且耐受性较好。在 2 项开放性研究中，喹硫平单用治疗显示了对青少年双相障碍患者急性期及维持期治疗的疗效。但在另一项为期 8 周的青少年双相障碍抑郁的 RCT 中，喹硫平并没有比安慰剂表现出更好的治疗效果。

关于喹硫平治疗老年双相障碍的研究资料比较少。一项 Meta 分析显示，喹硫平能明显降低老年患者（≥55 岁）的 YMRS 评分。

Meta 分析发现，喹硫平能显著改善双相障碍患者的焦虑症状。Brown 等对双相障碍伴酒依赖的 RCT 研究发现，喹硫平治疗 12 周后，患者的 HDRS 评分下降，而在酒精应用测评方面无差异。另一项 RCT 也发现，喹硫平并没有改善酒精使用或依赖情况。Nejtek 等对共病可卡因和甲基苯丙胺依赖的双相障碍的研究发现，喹硫平能改善患者的躁狂、抑郁症状及药物渴求、使用症状，但是本研究缺乏安慰剂对照组。

目前关于喹硫平对双相Ⅱ型轻躁狂发作治疗的研究比较少。一项 RCT 研究发现，喹硫平治疗双相障碍Ⅱ型轻躁狂的疗效优于安慰剂。Suppes 等的 RCT 发现，喹硫平缓释剂能显著降低双相Ⅱ型患者的 MADRS 总分。Young 等的 Meta 分析发现，双相Ⅱ型抑郁患者在急性期经过喹硫平治疗症状缓解后继续治疗至 52 周时复发率以及出现躁狂或轻躁狂的比率显著低于安慰剂组。

（3）奥氮平：一项纳入了 68 项研究的 Meta 分析显示，奥氮平能改善患者躁狂症状。Tohen 等对 521 例双相障碍的 12 周 RCT 发现，奥氮平比双丙戊酸钠更明显的改善患者的躁狂症状。

有 2 项大型 RCT 显示了奥氮平单用治疗双相抑郁的疗效。另一项开放性研究也为奥氮平单药治疗双相Ⅰ型或Ⅱ型抑郁的有效性提供了循证支持。但也有不同的研究结果，Cruz 等研究发现，奥氮平主要改善患者的睡眠、食欲及精神紧张，并没有改善抑郁的核心症状。在奥氮平联合治疗双相抑郁中，奥氮平联合氟西汀被认为有很好的疗效。一项 Meta 分析发现，奥氮平联合氟西汀降低 MADRS 评分最明显。另一项 Meta 分析显示，联合治疗能显著提高有效率、临床治愈率，并有效预防复发。此外，2 项 RCT 也证实了奥氟联合治疗能在第 7 周及 6 个月时较拉莫三嗪明显改善抑郁症状，但同时增加高胆固醇血症和体重增加的风险。

关于奥氮平治疗双相混合状态的研究较少。Houston 等的 RCT 发现，奥氮平能更好、更快地减轻躁狂和抑郁症状。

一项系统评价发现，奥氮平能有效地预防躁狂的复发。另一项 Meta 分析发现，奥氮平单用治疗或作为碳酸锂或双丙戊酸钠添加治疗能更有效地预防躁狂的复发，但不能预防抑郁的复发。Gonzalez-Pinto 等的 2 年随访研究发现，奥氮平单药治疗要比奥氮平添加治疗有更低的复发率。一项 RCT 发现，奥氮平联合氟西汀与拉莫三嗪单用治疗之间双相抑郁的复发率没有差别，但另一项研究却发现，对奥氮平联合氟西汀治疗有效的患者持续治疗比单用奥氮平治疗能够更持续保持疗效。

一项 Meta 分析显示，奥氮平可以改善青少年双相障碍患者的症状，但比成年人更易引起体重增加。Tohen 等对 13～17 岁的青少年双相躁狂的 RCT 发现，奥氮平能显著降低患者的躁狂症状评分，且有效率和临床治愈率也显著高于安慰剂组，但也会引起显著性的体重增加以及肝氨基转移酶、催乳素、空腹血糖、总胆固醇及尿酸的升高。在另一项为期 8 周的开放性研究中发现，奥氮平合并托吡酯治疗要比奥氮平单药治疗较少的表现出体重增加，而两组之间的躁狂症状评分没有差别。

（4）阿立哌唑：Keck 等对阿立哌唑治疗双相躁狂双盲安慰剂对照研究发现，阿立哌唑能有效地改善躁狂症状，患者的耐受性良好，没有体重增加、催乳素升高及 QTC 间期延长。Young 等的 12 周 RCT 也发现，在阿立哌唑治疗第 3 周时患者 YMRS 评分得到显著改善。一项关于急性双相躁狂的 RCT 发现，阿立哌唑能够改善患者的躁狂症状，显示出更好的有效率和耐受性，且 EPS 发生率低。Vieta 等的 RCT 显示，阿立哌唑联合碳酸锂或双丙戊酸钠治疗比安慰剂更有效的改善症状。

目前的研究尚缺乏足够的证据证明阿立哌唑对双相抑郁的疗效。一项 Meta 分析发现，第 1~6 周，患者的抑郁症状明显改善，但在第 7 和第 8 周没有改善（主要原因是阿立哌唑研究中疗效的降低)。另一项 Meta 分析也发现，阿立哌唑没有改善抑郁症状。虽然有开放性研究结果显示阿立哌唑联合治疗可以改善双相抑郁的症状，但 RCT 研究发现，阿立哌唑联合碳酸锂或双丙戊酸钠没有改善抑郁症状。

阿立哌唑可以预防双相躁狂的复发。一项 Meta 分析发现，阿立哌唑可以有效地预防双相躁狂复发。在加拿大 2009 年防治指南中显示，阿立哌唑单用治疗可以有效地预防双相躁狂复发，并且作为预防治疗的一线用药。Marcus 等的 RCT 发现，阿立哌唑联合碳酸锂或双丙戊酸钠可以有效预防双相躁狂或混合发作的复发。另一项 40 周的双盲、对照研究显示，阿立哌唑能很好地预防双相躁狂或混合发作的复发，且没有体重增加。但是也有不同的研究结果，Carlson 等的研究发现，阿立哌唑治疗的双相患者的躁狂复发率和安慰剂相比并没有差别，而且抑郁的复发率也没有差别。

一项 RCT 显示了阿立哌唑对儿童双相躁狂或混合发作的有效性。一项针对 43 名共病注意缺陷多动障碍的青少年双相躁狂或混合发作患者的 RCT 显示，阿立哌唑可以改善躁狂症状，但不能改善抑郁或注意缺陷多动障碍症状。一项 Meta 分析发现，阿立哌唑可以改善双相障碍急性躁狂及维持期伴发的精神病性症状。

（5）齐拉西酮：Vieta 等为期 12 周的 RCT 发现，齐拉西酮能显著改善躁狂症状，且有效率及耐受性更好，中断率更低。但 Warrington 等的 RCT 发现，齐拉西酮并没有表现出更好的疗效。

Keck 等的 RCT 发现，齐拉西酮没有显示出对双相抑郁的疗效。另一项关于齐拉西酮联合碳酸锂，双丙戊酸钠，或拉莫三嗪治疗双相Ⅰ型抑郁的 RCT 也有同样发现。

一项 6 周的齐拉西酮治疗急性双相混合状态的 RCT 对照的研究发现，齐拉西酮能明显改善患者的抑郁症状，且药物耐受性良好，没有体重增加及 EPS。

Bowden 等研究发现，齐拉西酮联合心境稳定剂更能延迟躁狂或混合复发，但未发现齐拉西酮组对抑郁复发的优势。另一项安慰剂对照研究发现，齐拉西酮合并碳酸锂或丙戊酸盐治疗的复发率要低于安慰剂组和碳酸锂或丙戊酸盐组，提示齐拉西酮能降低双相障碍患者的复发风险。

一项纳入了 9 项 RCT 研究、1609 例儿童双相障碍躁狂急性发作患者的 Meta 分析显示，齐拉西酮能明显改善儿童及青少年双相Ⅰ型障碍躁狂发作的杨氏躁狂量表（YMRS）总分。Findling 等的研究发现，齐拉西酮显著降低患者的 YMRS 总分，没有发现运动障碍、体重增加、肝功能异常及血糖、血脂的异常，但有 1 例 QTC 间期延长超过 460 ms。

（6）帕利哌酮：一项 Meta 分析发现，高剂量的帕利哌酮（9~12 mg/d）对急性双相躁狂的治疗是安全、有效的，且依从性良好。2 项 RCT 也证明了帕利哌酮的有效性。但是，一项 RCT 发现，碳酸锂或双丙戊酸钠治疗无效的双相躁狂或混合状态，联合帕利哌酮并没有改善患者的躁狂症状。

在一项 3 个月的维持治疗研究中发现，对帕利哌酮治疗有效的患者，继续应用帕利哌酮能比安慰剂更有效地预防复发。

Joshi 等对帕利哌酮单用治疗儿童青少年双相谱系障碍急性躁狂的前瞻性、开放性研究发现，帕利哌酮能明显降低 YMRS 评分，且耐受性良好，患者没有心血管及代谢参数的改变，但有体重增加。

（7）氯氮平：关于氯氮平治疗双相障碍的研究比较少，缺乏足够的证据。Suppes 等在一项氯氮平治疗难治性双相障碍的随机、开放性研究中报道了经过 6 周治疗后躁狂症状有所改善。目前缺乏氯氮平治疗双相障碍的 RCT 研究。

（8）阿塞那平：一项纳入了 68 项研究的 Meta 分析显示，阿塞那平比安慰剂更好的改善患者躁狂症状，可以作为双相躁狂的一线用药。2 项 RCT 也发现，阿塞那平单用治疗可以有效地控制急性躁狂症状。Szegedi 等的 Meta 分析发现，阿塞那平能显著降低双相抑郁患者的抑郁症状评分。2 项阿塞那平对双相障碍维持治疗的长期研究显示，阿塞那平单用治疗可以降低 YMRS 评分，从而有益于双相躁狂的维持治疗。目前阿塞那平在国内尚未上市。

（9）鲁拉西酮：关于鲁拉西酮治疗双相障碍的研究较少。一项 RCT 发现，鲁拉西酮能显著降低双相Ⅰ型抑郁患者的抑郁症状，且耐受性好，很少有体重及代谢方面的问题。目前鲁拉西酮在国内尚未上市。

2. 第一代抗精神病药（经典抗精神病药物）

（1）氯丙嗪：Prien 等对氯丙嗪和碳酸锂治疗 255 例躁狂患者的研究发现，氯丙嗪对高度活跃患者的治疗效果要优于碳酸锂，它能快速控制症状，且终止率低，严重的不良反应少。Okuma 等的 RCT 发现，氯丙嗪能有效改善躁狂症状，疗效和卡马西平相当，但不良反应要比卡马西平组高。同样，Janicak 等的双盲、对照研究也证实了氯丙嗪对躁狂症状的疗效。但也有不同的结果。Shopsin 等对 30 例躁狂患者的 RCT 发现，氯丙嗪虽然有很强的镇静作用，但并没有有效改善患者的躁狂症状。

（2）氟哌啶醇：一项 Meta 分析发现，氟哌啶醇要比很多抗躁狂药物更能改善患者的躁狂症状。但是，氟哌啶醇只适用于短期治疗，因为长期使用可能会增加抑郁发作的风险。另外 2 项 Meta 分析也都支持了氟哌啶醇对急性躁狂的疗效。

一项 12 周的 RCT 发现，齐拉西酮和氟哌啶醇对躁狂症状的改善及有效率均显著优于安慰剂组，但氟哌啶醇比齐拉西酮更有效。

（三）增效剂

对于难治性双相障碍患者，特别是难治性双相快速循环发作患者，钙通道拮抗剂、甲状腺素、5-HT_{1A}受体拮抗剂（如丁螺环酮、吲哚洛尔）等，可考虑作为增效剂与心境稳定剂联用。

1. 钙通道拮抗剂 Levy 指出虽然早期研究表明维拉帕米对急性躁狂有效，但是后来的研究并不支持这一观点。一项随机、双盲研究显示，维拉帕米单药治疗并没有抗躁狂作用，而与锂盐联合能显著增加锂盐的疗效，改善最初锂盐治疗无效的双相躁狂患者的结局。2001 年的一篇综述通过总结尼莫地平用于快速循环障碍治疗的有关研究后提出钙通道拮抗剂可以作为其他心境稳定剂的增效剂。

2. 甲状腺素 一项回顾性研究发现，159 名治疗无效的双相障碍抑郁患者接受甲状腺素治疗后，84%患者病情改善，其中 33%完全缓解，所有患者没有出现轻躁狂表现，仅有 16 名患者因为骨质疏松等不良反应终止治疗。一项为期 6 周的多中心双盲 RCT 显示，左旋甲状腺素联合心境稳定剂和/或抗抑郁剂治疗双相Ⅰ型和Ⅱ型抑郁发作，可以加快起效时间，还发现左旋甲状腺素的增效作用存在性别差异，女性患者使用较男性会有更好的疗效。

3. 5-HT_{1A}受体拮抗剂 Carvalho 等的研究显示，5-HT_{1A}受体拮抗剂丁螺环酮可以增强 SSRIs 的抗抑郁作用。一项针对氟西汀或西酞普兰治疗 6 周无效的重症抑郁发作患者的 RCT 发现，治疗 1 周末丁螺环酮组的 MADRS 分数较安慰剂组显著降低，尽管治疗结束时两组的 MADRS 评分差异无显著性，但仍表明重度抑郁患者可以从丁螺环酮增效治疗中获益。另一项双盲 RCT 证实，帕罗西汀合并吲哚洛尔 7.5 mg/d 治疗双相抑郁能够加快药物起效时间，并促使更多患者症状持续缓解。

4. 苯二氮䓬类 苯二氮䓬类药物与心境稳定剂或抗精神病药物联合可用于双相障碍的急性期治疗，以缓解焦虑，改善睡眠。但是一项针对 70 名双相Ⅰ型住院患者的回顾性研究显示，住院期间和出院后均接受苯二氮䓬类药物的患者其院外随访日显著多于未接受者。另外 Perlis 报道，缓解期接受苯二氮䓬类药物治疗的双相障碍患者会增加情绪症状复燃的风险。Bobo 等对 482 名双相Ⅰ型或Ⅱ型患者进行为期 6 个月的多中心随机研究发现，苯二氮䓬类药物的使用对有锂盐或喹硫平基础用药的双相Ⅰ型或Ⅱ型患者的疗效无显著影响。

（四）抗抑郁剂

抗抑郁剂在治疗双相抑郁中的作用一直颇受争议。英国精神药理协会指南（The British Association for Psychopharmacology，BAP）推荐抗抑郁剂单药治疗仅作为既往没有躁狂发作的双相抑郁患者的一线选择。英国临床优化研究所（National Institute for Health and Clinical Excellence，NICE）推荐抗抑郁剂联合一种心境稳定剂可用于治疗中重度双相抑郁。加拿大心境和焦虑治疗指导组的指南（CANMAT）提出，抗抑郁剂对双相抑郁急性期治疗的疗效优于安慰剂，同时不会显著增加患者的转躁风险。该指南对抗抑郁剂用于双相抑郁治疗提出以下几点建议：①在与心境稳定剂合用的情况下，SSRIs（帕罗西汀除外）和安非他酮可以作为首选用于治疗双相抑郁的急性发作，抑郁症状完全缓解 6~8 周后可逐渐减少和停用抗抑郁剂；②文拉法辛和三环类抗抑郁剂因存在更高的转躁风险应避免使用；③抗抑郁剂不适用于混合发作或有快速循环发作病史的患者；④双相抑郁不推荐抗抑郁剂单药治疗。美国精神病协会指南和生物精神病学国际联合会推荐奥氮平-氟西汀联合治疗可用于双相抑郁。

相对于双相Ⅰ型抑郁，抗抑郁剂引起双相Ⅱ型抑郁转躁的几率相对较低。一项系统评价和 Meta 分析纳入了 1949—2008 年间所有 RCT、开放性研究和自然研究后提出，抗抑郁剂在双相Ⅰ型和Ⅱ型抑郁患者急性期治疗中的转躁率分别为 14.2%和 7.1%、维持期为 23.4%和 13.9%，另外双相Ⅱ型抑郁发生的心境转换几乎都是轻躁狂。相对于其它抗抑郁剂，三环类抗抑郁药（TCAs）用于双相抑郁急性期治疗更易引起躁狂发作。考虑到这一点，目前更多的研究关注新型抗抑郁剂，如安非他酮、SSRIs 和 SNRIs。

1. 安非他酮 一项针对安非他酮的系统评价和 Meta 分析显示，安非他酮的疗效与其他抗抑郁剂并无差异；在临床治愈率的比较中，安非他酮为 37%，舍曲林为 34%，文拉法辛为 25%；另外，安非他酮的转躁率为 5%，低于 SSRIs（7%），显著低于 SNRIs（15%）和 TCAs（43%）；而耐受性方面，安非他酮与其他抗抑郁剂的治疗终止率无显著差异。另一项开放性研究发现，有可卡因依赖的双相Ⅰ型患者在丙戊酸钠和阿立哌唑的基础上联合安非他酮治疗，4 周后安非他酮组的 HDRS 和药物滥用筛查测试（Drug Abuse Screening Test，DAST）量表评分较非联合组改善，同时 YMRS 分值没有显著增加。

2. 氟西汀 一项为期 14 周的开放性研究（$n=148$）发现，双相Ⅱ型抑郁患者采用短期的氟西汀单药治疗后，有效率 59.5%，临床痊愈率 58.1%，尽管有 23.7%患者经历了轻躁狂/亚临床轻躁狂，但是治疗没有中断。一项为期 6 个月的随机双盲安慰剂替代研究发现，既往对氟西汀治疗有效的双相Ⅱ型患者继续采用氟西汀治疗的复发率为 43%，而安慰剂组为 100%。一项为期 1 年的随机、双盲、安慰剂替代研究显示，既往对氟西汀治疗有效的双相Ⅱ型抑郁患者继续使用氟西汀治疗，其复发风险低于换用锂盐或安慰剂组，3 组出现轻躁狂的概率均很低，组间差异无统计学意义。

3. 舍曲林　2项关于联合抗抑郁剂治疗双相抑郁的临床研究（$n=174$；$n=228$）发现，舍曲林、安非他酮和文拉法辛在疗效方面并无显著差异；舍曲林的转躁风险与安非他酮相近，显著低于文拉法辛。

4. 艾司西酞普兰/西酞普兰　一项为期12周的小样本（$n=20$）随机双盲研究对双相抑郁患者在使用心境稳定剂基础上联用拉莫三嗪或西酞普兰进行了比较。结果显示，两种治疗方案均能显著降低患者的MADRS评分，组间无显著差异；另外2组均有1人因出现轻躁狂而终止治疗。另一项关于艾司西酞普兰联合心境稳定剂治疗双相抑郁的开放性研究（$n=20$）同样认为联合艾司西酞普兰对于中重度的双相抑郁患者有效且耐受性好。

5. 帕罗西汀　Shelton的一项随机双盲研究发现，双相抑郁患者在心境稳定剂的基础上联用帕罗西汀或利培酮或帕罗西汀和利培酮治疗12周后，3组患者的抑郁症状均有改善，但组间差异无显著性。一项针对心境稳定剂联合抗抑郁剂（安非他酮或帕罗西汀）治疗双相抑郁的多中心、双盲RCT显示，联合抗抑郁剂的疗效并不优于安慰剂。在另一项多中心、双盲RCT中，双相抑郁患者接受帕罗西汀（20 mg/d）单药治疗8周后，抑郁症状的改善与安慰剂组无显著差异，2组的转躁率分别为10.7%和8.9%，差异不具有统计学意义。

6. 文拉法辛　一项针对83名双相Ⅱ型患者进行的随机平行开放性研究发现，文拉法辛组有效率（58%）和临床治愈率（44%）显著高于锂盐组（20%和8%）；同时不会增加转躁率。该研究中17名锂盐治疗无效、随后转换为文拉法辛治疗的患者抑郁症状明显减轻，YMRS评分与换药前无差异。但是最近一篇综述在比较不同作用机制的抗抑郁剂在双相治疗中的转躁风险后指出，与安非他酮（14%）、舍曲林（16%）的转躁率相比，文拉法辛（31%）显著高于这两种药物。

7. 阿戈美拉汀　2007年的一项研究（$n=19$）显示阿戈美

拉汀联合心境稳定剂能够改善双相Ⅰ型抑郁患者的抑郁症状。另一项针对双相Ⅱ型抑郁治疗的开放性研究显示，心境稳定剂联合阿戈美拉汀治疗6周可使28名患者中的18名抑郁症状得到改善。但是目前尚缺乏针对阿戈美拉汀单用或联用治疗双相抑郁的RCT。

（五）奥-氟合剂（OFC）

奥氮平-氟西汀联合治疗最早被美国FDA批准用于双相抑郁。一项针对410名双相Ⅰ型抑郁患者的随机双盲平行研究显示，OFC组抑郁症状改善显著优于拉莫三嗪组，两组的转躁率均较低，组间无显著差异，但是联合治疗可使血脂和体重增加的风险升高。Vieta的Meta分析发现，与安慰剂相比，OFC能显著降低双相抑郁的MADRS评分，并且OFC较奥氮平和安慰剂能明显改善患者的有效率、临床治愈率和复发率。2014年的一个分析在比较了1950—2014年间美国和欧洲关于双相障碍治疗的29项研究后提出OFC应作为双相障碍的一线治疗方案。

二、物理治疗

（一）电抽搐治疗（ECT）/改良电抽搐治疗（MECT）

早期的回顾性和前瞻性研究均证实了ECT治疗双相障碍躁狂发作的有效性和安全性，并认为患者基线抑郁症状、躁狂严重程度与疗效有关。Mohan等将56例急性躁狂发作患者随机分为两组，一组接受个人癫痫阈值刺激强度的ECT治疗，另一组ECT治疗强度在个人癫痫阈值之上，两组均每周2次治疗，采用YMRS、CGI评价疗效，简易精神状态检查、韦氏记忆量表、自传体记忆量表评价不良反应。治疗结束时，阈值刺激组临床治愈率 88%，阈上刺激组临床治愈率 88.5%，两组疗效差异无统计学意义。两组均未见严重不良反应。研究认为阈值刺激和阈上刺激均安全、有效。31 例双相躁狂发作患者 ECT 开放研究发现，ECT 联合丙戊酸盐治疗的患者较单一 ECT 治疗者，麻醉时所用异丙酚剂量较小、痫样发作时间短，建议如果服用丙戊酸盐的患者需要延长痫样发作时间时应终止使用丙戊酸盐或换用其他麻醉剂。

一项开放研究显示，ECT 治疗的双相抑郁患者有效率 69.6%、治愈率 26.1%，混合发作患者有效率 66%、治愈率 30%；双相抑郁患者和单相抑郁患者接受 1.5 倍癫痫阈值的 ECT 治疗的疗效比较显示，双相抑郁症状缓解更快；但其他研究则认为单相抑郁和双相抑郁 ECT 疗效无差异；对 201 例 ECT 治疗的双相障碍患者的回顾分析显示：治疗期间服用抗癫痫药物者与未服用抗癫痫药物者疗效相当，但他们需要更大的刺激强度。

一项小样本临床研究（$n=14$）发现，MECT 维持治疗 2 年（治疗频率根据患者基线症状制订个体化方案，从开始的每周 1 次逐渐减至每 2 个月 1 次）的快速循环型患者，58%无复发，42%的患者 1 年发作 1 次，安全性好，认为 MECT 可以作为快速循环型的维持治疗方法。

包括双相障碍在内的 67 例孕期接受 ECT 治疗的病例报告回顾分析显示：胎儿死亡率 7.1%，子宫挛缩、胎儿心率减慢、早产等发生率 29%；但 Bulbul 等则认为双相障碍患者孕期 ECT 治疗安全有效，有效率 91.66%。

儿童及青少年双相障碍研究认为，ECT 具有良好的疗效和可接受性，无认知功能损害，对学习和社会功能无影响。

（二）重复经颅磁刺激（rTMS）

Pallanti 等人研究（$n=40$）发现低频率、右背外侧前额皮质重复经颅磁刺激联合心境稳定剂治疗，对混合发作的抑郁症状和躁狂症状均有效。Dell'Osso 的小样本开放研究（n=11）也认为低频率、右背外侧前额皮质重复经颅磁刺激治疗难治性双相抑郁安全、有效。

左侧背外侧前额皮质 rTMS 治疗报道不一致：Li 等对 7 例双相抑郁患者进行为期 1 年的观察认为是有效的辅助治疗措施。但 Nahas 的真伪 rTMS 对照研究（n=23）显示该治疗无效。

三、心理治疗

CANMAT 指南提出：在急性抑郁期和维持期，联合心理教育、认知-行为治疗、人际社会节奏疗法等心理治疗均可以有效降低双相障碍患者疾病复发率、减少住院次数和药物使用量，可以稳定情绪、增强社会功能和治疗依从性。对成年双相障碍患者心理治疗随机对照研究的系统评价也支持上述观点。Parikh 对 204 例双相障碍患者的单盲研究发现，小组心理教育与个体认知-行为治疗在稳定情绪、减少复发上均有效，两组疗效无差异，但小组心理教育由精神科护士承担费用更低。2 项研究认为辅助以小组心理教育治疗，可延缓双相障碍患者复发、减少复发次数，减少住院天数。新兴的互联网心理教育干预策略也可以提高双相障碍患者治疗依从性、自我管理技能，改善患者生活质量。

（一）认知-行为治疗（CBT）

个体与团体认知-行为治疗都能有效防止双相障碍复发。但也有纳入 4 项 RCT 研究的 Meta 分析及临床研究认为认知-行为治疗无效或疗效甚微。

为期 1 年的开放研究（n=10，14～18 岁）显示，辨证行为疗法对青少年双相障碍患者自杀观念、自伤行为、情绪失调、抑郁症状有效。

（二）家庭治疗

家庭治疗旨在提高照料者疾病管理技巧和自我保健，研究结果显示，该治疗不仅降低照料者和家庭成员健康风险，同时减轻了患者的抑郁症状。West 等发现家庭取向 CBT 治疗可以减轻患儿躁狂症状，但对抑郁症状无效。

Miklowitz 认为早期家庭干预可以帮助双相障碍高风险青少年尽快缓解症状，改善心理社会功能，并且高情绪表达家庭的青少年，抑郁、躁狂症状缓解更好。

（三）人际社会节奏治疗

Hoberg 的对照研究认为团体人际社会节奏治疗可以有效改善双相障碍患者抑郁症状。早期人际社会节奏治疗对有阳性家族史的双相障碍罹患风险青少年干预有效。

第7章 疾病管理

杨甫德　徐一峰　陈　俊　卞清涛

一、双相障碍的人群防治

双相障碍是一种病因未明的慢性、复发性、进展性精神疾病，部分患者可以发展为精神残疾，需要实施三级预防。1964年Caplan首先提出精神障碍的三级预防模式，以后各国对于精神障碍的预防主要都从这三个层次展开。2013年5月1日我国开始实施的《中华人民共和国精神卫生法》即体现了精神障碍的三级预防模式。其中“心理健康促进和精神障碍预防”为一级预防，有关病因的预防、防止疾病的发生；“精神障碍的诊断和治疗”是二级预防，有关临床治疗，早发现、早诊断、早治疗；“精神障碍的康复”体现三级预防，促进康复，防止精神残疾。

双相障碍预防目标在于降低双相障碍的发病率、患病率、复发率，减少症状存在的时间，减少罹患双相障碍的危险因素，阻止或延缓疾病复发，减少其对患者本人、家庭和社会的影响。

（一）一级预防

一级预防（primary prevention）不仅仅指特异性病因预防，通过消除或减少病因或危险因素，促进保护因素来防止或减少双相障碍发生，还包括非特异性的预防措施，即健康促进和健康保护。一级预防是最有效的预防措施，但也是目前最薄弱的环节，应给予特别重视。

1. 疾病与危险因素 监测遗传被认为是双相障碍最主要的危险因素，但改变或降低遗传风险并不容易实现。国内外经验表明，定期开展双相障碍的流行病学调查，了解地区人群中双相障碍的分布情况和影响因素（包括危险因素和保护因素），以及患病率、发病率、意外事件、自杀死亡率等相关特征，是施行“疾病与危险因素监测”的基础性工作，也是相对比较容易能够做到的。现有证据表明，预防精神障碍和促进精神卫生的措施能够通过影响精神障碍的危险和保护因素，进而影响某些精神障碍的发病率和患病率。但在我国有关双相障碍流行病学的调查仍是较为薄弱的环节。

（1）双相障碍危险因素：童年期遭受虐待，父母关系不良，家庭冲突或破裂，社会阶层低，居丧，应激性生活事件，过度使用精神活性物质，情感旺盛气质或环性气质，慢性失眠，慢性疼痛，注意缺陷，慢性躯体疾病，精神障碍阳性家族史，父亲物质滥用，社交技能差；出生体重低，围生期并发症，母亲孕期毒物使用等。

（2）双相障碍保护因素：应对逆境的能力，适应能力，自主性，运动锻炼，安全感，情感驾驭能力，良好教育，良好的亲情关系，解决问题的技巧，父母与子女间正性相互影响，自尊，生活技巧，处理社交和冲突的技巧，家人和朋友的社会支持，处理应激等。

2. 健康促进精神 健康促进是指通过创造有利于个体心理和生理状态最佳发展的个人、社会和环境条件，使人们避免或减少机体对病因（危险因素）的暴露，改变机体对疾病的易感性，从而降低双相障碍发病率。健康促进是一级预防的基础，其基本内容包括：①健康促进不仅仅是卫生领域的工作，它涉及社会生活的各个领域，必须与多学科、多部门合作。《中华人民共和国精神卫生法》规定，精神卫生工作实行政府组织领导、部门各负其责、家庭和单位尽力尽责、全社会共同参与的综合管理机制。国务院卫生行政部门主管全国的精神卫生工作。县级以上人民政府卫生行政部门主管本行政区域的精神卫生工作。县级以上人民政府司法行政、民政、公安、教育、人力资源社会保障等部门在各自职责范围内负责有关的精神卫生工作。各级人民政府和县级以上人民政府有关部门应当采取措施，加强心理健康促进和精神障碍预防工作，提高公众心理健康水平。提供更多的科学就医信息，进一步消除大众对精神疾病的偏见和歧视，使利用精神卫生服务的行为更加主动和方便。县级以上人民政府领导精神卫生工作，将其纳入国民经济和社会发展规划，建设和完善精神障碍的预防、治疗和康复服务体系，建立健全精神卫生工作协调机制和工作责任制，对有关部门承担的精神卫生工作进行考核、监督。②健康促进不仅只针对疾病的危险因素，还包括个体、群体及社会生活的各个方面，为此要求提高全社会精神卫生知识水平，使人们自愿采取有益健康的行为和生活方式，避免影响健康的危险因素，通过健康教育，达到促进健康的目的。③环境因素在人类促进健康的活动中地位重要，无论个人、集体还是社会要获得健康，均要积极参与对环境的改善与良好环境的维护，避免长期接触不良环境因素，如高温、辐射、缺氧、生物污染、化学污染等。使环境成为人类获得健康的支持因素。

3. 健康保护 健康保护是对有明确病因（危险因素）或具备特异性预防手段的疾病所采取的措施，在预防和消除病因上起主要作用。双相障碍的病因复杂且尚未明了，但明确与生物、心理及社会环境因素有关。研究证实，遗传、神经发育等生物学因素在双相障碍发生中起着关键作用，当父母一方有精神疾病时建议找专科医师遗传咨询，评估子女的患病风险，决定是否生育。精神疾病患者子女较精神健康人群子女面临诸多不利因素：如遗传的影响、病情的影响、服用精神药物的影响、对子女的抚养、教育问题以及经济、环境问题等。因此，男女双方同患精神病不宜生育，男女双方同为高发家系的成员也不宜生育。

此外，还要认真做好婚前检查和婚育指导，定期进行产前访视，不仅要重视孕期生理健康，更要重视孕期心理保健。同时养成健康的生活习惯，合理膳食，规律作息，适量运动，戒烟、限酒，避免在孕期服用药物。创造良好的家庭氛围、亲子关系及教养方式。学校、社会尽量为其提供适宜的教育及工作环境。塑造具有积极和谐的人际关系、乐观向上的生活态度、客观理智的自我意识、良好的社会适应能力、良好的情绪调控能力的健康人格。

由于双相障碍病因不明，在实践中一级预防干预的目标及措施难以清晰。基于此，WHO（2006）将一级预防进一步分为3个不同的层次：①普遍性预防（universal prevention）：指针对一般的公众或不具有肯定的危险因素的整体人群之预防措施。向他们宣传、普及精神卫生知识，提高公众的精神卫生水平。②选择性预防（selective prevention）：针对那些生物学、心理学和社会学有确切证据的，发生双相障碍的概率明显高于一般人群的个体或人群。如有阳性家族史、具有情感旺盛气质或环性气质等特征的人群。③指向性预防（indicated prevention）：针对高危人群，即那些没有明显精神症状，但可检测到某些双相障碍先兆症状和体征的，或具有某些易患双相障碍的生物学标志，但尚未达到双相障碍诊断标准的个体。

因此，根据具体实际情况及可利用的资源，有的放矢地针对整个人群、亚组人群、高危个体开展一级预防。

（二）二级预防

二级预防（secondary prevention）亦称“三早”预防，即早发现、早诊断、早治疗，它是在疾病初期采取的预防措施，以控制疾病的发展和恶化，防止疾病复发或慢性化。做好二级预防需要向群众宣传防病知识，提高医务人员的诊治水平，建立灵敏可靠的疾病监测系统。

双相障碍发生和发展的时间比较长，理论上做到早期发现、早期治疗是可行的。双相障碍，尤其是双相Ⅱ型障碍，一般首次以抑郁发作为主，而且抑郁相持续的时间和发作的次数都远远多于躁狂或轻躁狂相，此外轻躁狂的体验常被认为是正常体验而被忽视，因此双相障碍经常被当成抑郁症而误诊误治，这会造成患者的自杀风险加大，并可能导致快速循环发作。有研究报道，从首次出现症状到最终被确诊为双相障碍需经历 8~10 年。因此，对于双相障碍的早期识别、早期诊断尤为重要，早期识别/诊断困难，通常造成不能早期规范治疗，这往往是双相障碍慢性化、复杂化的重要原因。

1. 建立健全精神卫生防治服务网络 由于对精神专科医院的病耻感以及疾病知识欠缺与偏见，患者往往首诊于综合医院、社区医院；而全科医师所具备的双相障碍专业知识相对薄弱，综合医院的门诊量大，平均接诊时间短，且患者以躯体不适而非情绪问题为主诉，给医师识别造成困难，因此易致漏诊、误诊。为此，需要建立以精神卫生专业机构（精神专科医院、综合医院精神科或心理科）为骨干、综合医院为辅助、基层医疗卫生机构（社区卫生服务中心、社区卫生服务站和乡镇卫生院、村卫生室）和精神疾病社区康复机构为依托的精神卫生防治服务网络。

2. 人员培训 人员培训工作对于可持续开展双相障碍人群的防治至关重要。因此，在各地区社区精神卫生服务的组织管理系统中，应将该专题培训作为一项常规任务列入计划，给予专项培训经费的落实，并提供培训人员、场地及设备的保障。

(1) 培训目标：加大精神卫生从业人员的培养力度，开展对现有精神卫生工作人员的培训和对基层医疗机构人员的技术指导，建立和健全继续教育制度。组织城市中心医疗机构的医务人员到区、县、街道基层精神卫生机构中服务，并作为职称晋升的考核指标之一。在医学院校中强调和完善精神卫生教学内容。医学教育应与社区精神卫生、心理干预等知识紧密结合，对有志成为精神卫生从业人员的学生，可实行定向分科、定向就业，引导、鼓励医学生热爱精神卫生专业。积极推动儿童、老年等精神专科人员的培养，逐渐形成心理咨询师、心理治疗师、社会工作者、康复治疗师的培养体制。加速改变精神卫生专业人员缺乏和结构不合理的局面。加强对综合医院非精神科医师有关双相障碍知识及技能的培训，提高他们对双相障碍的识别能力和诊断准确率。推动和完善联络-会诊精神医学的发展。加强对城市社区及农村基层精神卫生工作者的管理，严格执行培训和考试制度，逐渐引入从业人员准入制度。

(2) 培训对象：主要包括各级综合医院、乡镇卫生院、诊所中的非精神科执业医师、心理咨询师、心理治疗师和医疗各科护理人员及卫生人员；社区和大中型企事业单位医疗设施中的全科医师、初级卫生保健人员、心理热线服务人员、精神卫生社会工作者；小学各年级的班主任、大中学校教师、青少年教育工作者、从事心理辅导、心理教育的兼职或全职人员；非政府团体及热心社会公益群众组织中的志愿者、双相障碍患者的亲属和其他照料者等人员。

(3) 培训内容：以适于全科医师的精神卫生培训教材为主，依不同培训对象的可接受水平，编写繁简程度不一的双相障碍防治内容的适用教本。其内容至少应包括：什么是双相障碍？其性质和对人群的危害性？双相障碍症状的具体表现有哪些？

双相障碍现代诊疗的概念和原则？如何早期发现双相障碍？对现患抑郁障碍的患者要了解及追踪观察是否有躁狂尤其是轻躁狂的发作？如何采用现有工具和手段评估双相障碍的严重程度？如何发现和防范具有自杀倾向的双相障碍？什么是 MECT 及该治疗的适应对象和对双相障碍的疗效？对双相障碍患者的心理咨询和心理辅导的技巧有哪些？对双相障碍患者的自我管理如何进行指导？治疗双相障碍的药物有哪些？如何观察这些药物的疗效和不良反应？使用这些药物的注意事项？预防复发的社区综合康复措施应注意哪些要点？

（4）培训方法：以国家卫生与计划生育委员会重性精神疾病管理治疗项目、精神卫生机构疾病防治能力师资培训项目以及以基本理论、基本技能为内容的系列培训项目为依托，以各地精神卫生专业医疗机构为主要培训基地，联合具备精神医学和医学心理学培训能力的学术团体、教学机构和研究机构开展培训工作。这些机构和团体要针对各地具体情况制订以双相障碍人群防治为专题的培训计划和实施办法。可采用讲座或培训班的形式，并采取启蒙性与提高性相结合的方法，举办各级各类培训。另一方面，应针对理论讲课的重点内容，组织安排见习或实习，以提高学员认识，强化对双相障碍防治知识的理解和实践能力。

（5）培训师资：由具有中级及以上职称，具备精神卫生专业系统理论知识和医疗实践经验与教学经验的专科医师；具有同等资质的医学心理治疗师，或精神卫生社会工作者等担任培训教师。启蒙性培训可采取二级或三级培训的方法，可逐级培训合格的师资。若提高性培训所需的相应师资短缺，可聘请外地区或境外具上述同等资质的专家和学者，讲授与双相障碍防治相关的内容。为了及时掌握双相障碍诊治的新进展，包括专业人员在内的各级培训人员，自身也要通过参加各类学术活动，不断更新知识，并且接受督导。

（6）培训评估：应开展各种培训过程评估、效果评估，根据评估结果及时改进培训方法和内容。

3. 精神卫生健康教育　流行病学资料提示双相障碍患病率高，但社会调查表明，我国民众对双相障碍的基本防治知识所知甚少，导致双相障碍患者的未治率居高不下。因此，如何面向社会大众广泛宣传、普及双相障碍的人群防治知识，将成为一项极为关键的常规任务。开展此类健康教育，不仅是整个精神卫生健康教育的重要内容之一，而且可提高我国社会人群的心理素质和生存质量，对国家和地区经济建设产生积极影响，其意义重大而深远。

（1）目标：提高社会人群对双相障碍及其防治知识的知晓率；提高社区人群对双相障碍的识别率；提高双相障碍患者的就诊率和治疗率。

（2）方法及形式：为保证宣传教育活动的开展，要动员当地各种媒体广泛参与，以造成较大的宣传效应。健康教育的具体方法和形式包括：①口头宣传：涉及报告会、专题讲座、座谈会、家庭访谈及滚动式系列知识教育课程。②文字宣传：可通过标语、横幅、传单、折页、壁报栏、黑板报等形式进行宣传；也可发动专业人员在报纸杂志上撰写科普文章，并编写一些如“双相障碍社区防治知识”“双相障碍常识问答”“双相障碍患者如何自我识别和自我保健”等小册子，也包括在医学专业期刊及专著上的专题讲座。③形象宣传：动用视觉效果的形象化宣传，如美术宣传画、心理卫生保健挂图、双相障碍家庭防治知识的连环画等。④综合宣传：通过与前述形式的结合，开展定期设点展览、流动性服务宣传、现场示教、街头咨询讲解、用文娱节目方式普及双相障碍的防治知识，基层防治经验的交流及深入街道社区的就地宣传等。⑤电化教育：包括双相障碍防治知识的录音播放、电台广播、幻灯演示、电视台谈话节目及专题科普教育的电影制作，还可在互联网上设立双相障碍防治的专页等。⑥上层动员：要引起各级政府及相关部门的重视以及社会各界的理解，有必要对有关领导开展高层次的宣传，可在涉及各地政府决策的重要会议期间，通过正常渠道提供双相障碍社区防治的宣传资料及对策建议，例如各级人大会议或政协会议期间，可通过组织专项调研，让有影响的人士及非政府爱国团体的代表，向会议提交对防治双相障碍相关政策倾斜的议案等。

（3）内容及策略：双相障碍防治知识的宣传教育对象应包括所有社会人群，属于普及性宣传。但更需要对各级政府及相关部门领导，社区、企事业单位、街道居民委员会、乡镇村民委员会的基层干部，患者的亲属、朋友、邻居、教师、同学或同事，辖区内公安干警、司法人员，基层医疗卫生机构的卫生保健人员等，开展针对性的宣传。为此，根据不同的对象，需采取不同的宣传内容和策略：①针对各级领导干部，侧重于从双相障碍的患病率及其对工作、生活和社会的影响说明开展防治工作的重要性和必要性，并强调该项工作是“政府行为”，争取其重视和支持。②针对基层干部主要介绍双相障碍的社区防治管理及各项宏观调研的概况，强调全社会应将双相障碍的防治作为一项基础性的工作，常抓不懈。③针对患者亲属和照料者，应强调双相障碍发生的早期表现，如何早发现、早治疗、防范自杀行为和减少复发；在疾病康复期如何关心和护理患者，减少环境中的应激因素，避免患者长期病休在家，尽快促进其社会功能和职业功能的恢复。④针对基层卫生人员，介绍常用治疗双相障碍的各类方法的应用，强调维持药物治疗的重要性，提高患者服药的依从性；并介绍一些实用可行的康复措施，如各项生活自理技能、人际交往技能和应激应对技能的训练，开展诸如音乐、绘图、书法、园艺、烹调等创造性和趣味性的活动，以丰富患者精神文化生活，预防复发。⑤针对公安干警、司法人员、民政干部及残联、劳动、福利部门的人员，宣传要点为：讲解双相障碍及其自杀的危害性；简介病患的识别方法；强调双相障碍患者是一类需要社会关注的特殊人群；说明国家福利政策的落实，对维护社会安定、保障人民利益、解除家庭痛苦、造福整个社会的重要性。

(4) 健康教育与宣传评估：应开展健康教育材料的形成评估，健康教育和宣传活动的过程评估、效果评估，根据评估结果及时改进健康教育与宣传的方法和内容。

4. 借助筛查工具进行早期识别 目前临床上借助一些筛查工具，如心境障碍问卷（MDQ）、32 项轻躁狂症状清单（HCL-32）、双相障碍前驱症状量表（BPSS）等评估工具有助于早期识别双相障碍，并能早期警示复发风险。前瞻性研究发现，双相障碍病情的发生发展是一个逐渐演变的过程，往往从非特异性症状开始，逐渐出现更特异的症状，最后才发展为双相障碍的特征性表现。与抑郁症相比，双相障碍的临床特征存在以下特点：发病早（<25 岁或更小），有双相障碍阳性家族史，病前性格为环性人格或有精力旺盛型气质，伴有精神病性症状，不典型抑郁（如伴有睡眠过多、体重增加、暴饮暴食、灌铅样麻痹等），情绪不稳定，易激惹或阈下躁狂症状，频繁发作（每年抑郁发作≥4 次），发作持续时间短（<6 个月），对抗抑郁药物反应差，合并酒、药依赖，应激状态下（产后）起病，季节性症状群等。

双相障碍前驱症状（prodromal symptoms and signs of bipolar disorder）是指一次抑郁、躁狂或轻躁狂发作之前的一段症状特点突出的阶段，包括认知、情感、行为，以及睡眠、饮食等方面的早期表现，或可作为双相障碍早期识别的预警系统，有助于提高疾病的早期识别和早期干预。目前研究发现双相障碍前驱症状尚缺乏一致性及特异性，与其他精神疾病如精神分裂症、注意缺陷和多动障碍多有重叠；随访研究也发现，具有前驱症状或处于前驱期的临床高危人群（clinical high risk，CHR），最终转化为疾病状态的比例并不高，故用于双相障碍早期识别的价值有限。今后需要开展一些高质量的前瞻性研究来发现更特异的双相障碍前驱症状。尽管如此，一旦发现存在前驱症状表现，要及时到精神专科医院去做专业的评估、干预，而且需要进行定期的监测与随访。

此外，越来越多的证据表明，双相障碍阈下症状对将来的疾病发展过程具有重要的作用。有阈下症状（不符合抑郁、躁狂、轻躁狂或混合发作诊断标准的抑郁、轻躁狂或躁狂样症状）的双相障碍患者比没有这些阈下症状的患者，今后整体疾病发作的间隔时间更短。

（三）三级预防

三级预防（tertiary prevention）又称临床预防，是针对发病后所采取的临床措施，防止病情恶化，预防并发症和精神残疾；对已丧失劳动力或残疾者主要促使功能恢复，心理康复，进行家庭护理指导，使患者尽量恢复生活和劳动能力，并能参加社会活动及延长寿命。临床措施中有关药物、心理及物理治疗部分，可参见前面的相关章节。此外还要对双相障碍患者进行生活自理能力、社会适应能力和职业技能等方面的康复治疗，以减少残疾和社会功能损害、促进康复、防止疾病复发。为此，需要开展“社会化、综合性、开放式”的精神疾病康复工作。其侧重点之一是心理与社会功能训练必须适应双相障碍的特点和固有规律；其二是调整周围的环境和社会条件，以加强或支持患者现有的功能水平。

1. 防治康复体系

（1）制定精神卫生法律法规及相关政策：我国的《精神卫生法》已正式实施，规定各地政府要建立稳定的精神卫生投入机制，将精神卫生工作经费纳入年度财政预算，保证精神卫生工作的落实。完善医疗保障体系，提高双相障碍患者的就医公平性，保障双相障碍患者的基本医疗覆盖率，从而减少双相障碍的低治疗率带来的高致残率，减少这一疾病的社会总负担。鼓励和支持对总额预付制医疗保险体制的探索和成本-效益分析为主的卫生经济评估。

（2）加强部门合作：除了卫生部门外，诸如教育、劳动、社会保障、司法以及非政府组织也应参与及加强社区精神卫生服务，为已康复的双相障碍患者提供就业指导，并提供社会公益性岗位。提高双相障碍患者的生活质量，恢复其社会功能。

（3）改变精神卫生医疗机构的功能，完善服务流程，建立健全三级社区精神障碍防治网。促进和发展以各地精神卫生机构为中心的社区基层服务体系，组织以专科医师、护士、心理咨询人员、社会工作者和康复治疗师为基础的服务分队，进入街道社区。逐步形成集治疗、预防、干预、康复和宣传于一体的新型社区精神卫生网络。提高社区精神卫生服务的综合供给能力，对社区双相障碍患者实行个案管理，提供便利的社区服务。

2. 康复治疗措施 康复治疗是双相障碍社会人群综合防治的重要手段之一。尤其在学校和职业场所人群中，从疾病预防和控制角度考虑，社会心理干预方面的康复措施对防治双相障碍具有不可替代的作用，能降低复发风险、减少药物治疗剂量及住院，提高治疗依从性，有助于患者的躯体康复、心理康复、社会康复和职业康复等，具体的措施如下。

（1）个案管理：个案管理（case management）是指对已经明确诊断的患者，通过评估患者的精神症状、功能损害或者面临的主要问题，有针对性地为患者制订阶段性治疗方案，以及生活职业能力康复措施并实施，以使患者的疾病得到持续有效治疗、生活能力和劳动能力得到恢复，帮助患者重返社会生活。

个案管理的具体工作目标包括：①对患者的精神状况进行连续监测；②确保患者和家属或其他照料者充分地了解疾病和治疗的实质；③帮助患者缩短病程，合理用药；④减少住院治疗所致的创伤和焦虑；⑤为继发性疾病和精神疾病共病的发生寻求积极而充分的治疗；⑥帮助减少疾病对患者的心理社会环境造成的负面影响，比如人际关系、住房、教育、就业、财务保障等；⑦帮助患者康复，回归社会，重建正常生活。

（2）家庭干预：对双相障碍患者的家庭干预是将药物治疗、家庭教育及危机干预等手段相结合的一种康复治疗手段。治疗工作的重点集中在患者家庭成员之间的人际关系上。在家庭干预的过程中，治疗者对患者及家庭成员进行家庭教育、技能训练和危机干预，帮助他们克服精神疾病所造成的生理及心理影响，使家庭成员恢复或建立正常的情感表达及家庭关系。家庭干预的方法一般可采取多个家庭参加的集体治疗方式或单个家庭的个别化治疗方式。集体干预以10~30个家庭中主要承担照料的亲属参加为宜，便于在接受知识教育中结合讨论，不同家庭间相互交流沟通，以利于减轻无助感和孤立感，可获得较大的干预效应。若某个家庭会顾忌一些隐私或存在某种特殊情况时，则个别家庭治疗较为适合。

（3）生活及社会技能训练：生活及社会技能训练的目标，是处理双相障碍患者角色功能的特殊缺损，使患者在社会人际交往、自我照料及适应社会生活等方面，通过学习和训练，获得工具性技能和交往性技能。社会技能训练的方法，既能针对双相障碍患者个体，也能在集体中施行。社会技能训练的内容主要包括两部分。工具性技能有：用药的管理、个人整洁与卫生、合适地处理个体财务、症状的自我控制、添购物品、制备日用食品、使用交通工具；社交性技能有：适应不同场合的人际交谈、非言语社交技巧、职业的寻找和保持、友谊的建立和维持、约会或礼貌地拒绝、与人共享的休闲娱乐活动等。

（4）职业康复：目标是帮助从业年龄的双相障碍患者寻找就业成功或保持及适应职业状态，使之达到尽可能高的职业功能水平。职业康复的方法有：①庇护性工场：对尚未进入职业竞争的患者可提供短期的工作时间，职业压力小，工作任务简单，并有条件较好的工作环境。可将其视为一种职业康复的初始阶段。主要对象为双相障碍处于慢性期的患者。②过渡性职业：主要适用于那些经过住院治疗的重症患者，病情基本缓解，处于稳定期，在出院后一时难以进入社会竞争性就业。此形式是基于自助及自食其力的宗旨。可由地区福利部门和社区服务相关部门组织设立，也可由患者住院治疗所在的医疗单位临时提供。如“日间康复站”“工疗站”“农疗站”等。成员在社区康复机构内部工作中挑选职业，如承担文书、勤杂、烹饪、农垦等任务。③职业俱乐部：其作用在于帮助慢性患者寻找一份工作。对如何填写应聘申请、寻求职业及如何通过应聘面谈提供培训。可采取针对性的职业训练、角色扮演及录像反馈。帮助参与者工作安置，得到面试并在面试后得到随访。并根据个人的兴趣、精力及既往工作经历，帮助寻找全日工作或部分时间的工作。④职业支持：对于慢性双相障碍患者的长期职业过程，常常需要给予职业支持。支持程序包括提供职前培训及职业场合的社交技能指导，直到提供交通及在岗状况的支持。同时，接受精神科持续性治疗服务。

3. 康复治疗的实施 双相障碍患者的康复形式主要有医院内康复和医院外康复两大部分。医院外的康复主要包括家庭康复、工疗站及其他职业康复等。

（1）医院内康复：医院内康复一般指双相障碍患者住院治疗过程中的康复。为了尽量避免长期脱离家庭与社会，导致功能衰退与精神残疾，精神专科医院大多设有康复科，配备各种康复设施和场所，如音乐舞蹈室、体疗室、手工室、陶艺、棋牌室、阅览室、书画室、电脑室、康复农场、康复工厂等，由受过专门训练的康复治疗师根据患者的病情有针对性地进行。医院内康复主要手段有：①日常生活技能训练；②文体娱乐活动训练；③社交技能训练，如角色扮演、社交戏剧；④职业技能训练，如种植养殖、工艺制作、售货购物等；⑤学习行为技能训练，如阅读、电脑、书画等。通过医院内康复，帮助患者学会处理、应付各种实际问题，为出院后能尽快适应环境、适应自己的社会角色打下基础。康复中要注意着力培养患者的自主与独立能力，定期对康复效果进行评估，修订进一步的康复计划。

（2）医院外康复

1）日间住院：是指患者白天来医院接受各种治疗和康复训练，晚上回到家庭居住。这是一种回归社会的过渡形式，其目的是在不影响治疗和安全的前提下，尽可能使患者处于相对正常的社会、家庭生活环境中，避免因需要较长时间住院而发生的“住院综合征”，即表现为对周围的事物漠不关心，对医护人员的指令言听计从，生活单调，信息匮乏，大部分时间沉默不语，自理能力差，对自己的未来毫无打算等。

2）家庭康复：主要由患者的家庭成员来实施，他们要在专业人员的指导下，帮助双相障碍患者进行精神康复。家庭成员需要做到：①随时观察和记录患者病情、服药情况、生活起居状态，在社区医师定期访视时如实报告，发现病情变化时，及时与医务人员联系；②督促患者按时按量服药，规律生活，合理膳食，适量运动，戒烟限酒；③培养患者提升自己解决问题的能力，不要过分替代和照顾；④鼓励患者树立自信，重返社会，努力建立良好的人际关系，能够随时获得有效的支持和帮助；⑤监护发作期间的患者，防止无故外走、肇事肇祸和自我伤害。

3）社区康复：精神疾病患者的康复主要在社区进行，这种以社区为基础的康复简称社区精神康复（community psychiatric rehabilitation）。社区康复主要指综合协调应用医学、教育、社会、职业和其他一切可能的措施，让精神疾病患者在所在社区得到全面服务，克服因为精神疾病所产生的功能缺陷、人际关系困扰和与环境的冲突等，从而达到躯体功能、心理功能、社会功能、职业能力的恢复，促使其重新参加社会活动并提高生活质量，进而获得以平等的权利参加社会生活，充分完成与其年龄、性别和社会文化相适应的正常角色，履行应尽的社会职责。国内外经验表明，控制人群中双相障碍的最有效方法是社区防治。社区康复的形式很多，我国主要以工疗站的形式实施。工疗站是由政府出资，由街道办事处或乡镇政府承办和管理的福利性机构，聘用社区医师、护士、社会工作者、志愿者提供服务，双相障碍患者在此参加力所能及的生产劳动和文体娱乐活动，接受医疗监护、社会适应技能训练和心理康复指导。

社区精神康复的主要任务包括以下几个方面：①生活技能训练和社会心理功能康复：帮助患者认真进行生活、学习、工作方面的行为技能，包括独立生活的能力，基本工作能力、人际交往技能、解决问题技能、应付应激技能等方面的训练，使患者能够重新融入社会；②药物自我管理能力训练：通过对患者药物自我管理能力的训练，使患者了解药物对预防与治疗的重要意义，自觉接受药物治疗；学习有关精神药物的知识，对药物的作用、不良反应等有所了解，学会识别常见的药物不良反应，并能进行简单处理；③学习求助医师和他人的技能：通过训练，使患者在需要的时候，能自觉寻求医师或社会工作者等专业人员的帮助，向医师或社会工作者正确地提出问题和要求，并能有效地描述自己所存在的问题和症状。在病情出现复发迹象的时候，能及时向医师反映，以得到合理的处理。

（四）双相障碍早期识别

双相障碍具有发病年龄早、患病率高、致残率高、自杀率高、疾病负担重等特点。误诊、漏诊是双相障碍临床实践中常见的一个问题，双相障碍Ⅰ型和Ⅱ型，尤其难以准确诊断，特别是在其早期阶段。正在经历抑郁发作的双相障碍患者中仅20%在寻求治疗的第一年即被诊断为双相障碍，从发病到准确诊断的平均延迟时间是5~10年。将双相障碍误诊为单相抑郁存在许多潜在的不良后果，包括处方的药物不适当，例如只给予抗抑郁药物而不给予心境稳定剂，这可能导致患者的症状向躁狂转化，最终导致临床治疗和功能结局不良，使医疗成本增高。在双相障碍早期阶段（理想情况下在轻度躁狂或躁狂首次发作之前，或当没有明确的轻度躁狂或躁狂史时）做出准确诊断可能有助于预防误诊的长期不良结局。

1．双相障碍早期识别困境 双相障碍难以诊断的主要原因在于：①抑郁发作的诊断标准在双相障碍和单相抑郁的诊断中是相同的，因此双相障碍经常被误诊为单相抑郁。②存在许多不同的双相障碍亚型。因为频繁的抑郁发作和缺乏完整的躁狂发作，所以易造成误诊或漏诊，尤其难将双相障碍Ⅱ型从单相抑郁中区分出来。③抑郁症状在双相障碍中比较常见，抑郁症状的发生率高于轻度躁狂或躁狂症状的发生率。双相障碍Ⅱ型患者多因抑郁症状而非轻度躁狂或躁狂症状寻求治疗，且通常不能认识到轻度躁狂或躁狂症状的后果，因此也无法因这些症状而寻求帮助，这使得临床医师难以诊断。④双相障碍中混合发作比之前预期的更常见。混合发作，以抑郁和轻度狂躁或躁狂症状同时出现，或这 3 个症状快速交替出现为特征。由于患者主诉倾向于抑郁症状且缺乏不连续的轻度躁狂或躁狂发作，所以对有混合发作史的双相障碍患者的轻度躁狂和躁狂症状的识别更加困难，对缺乏经验的临床医师而言更是如此。⑤双相抑郁中轻躁狂的阈下症状出现在 30%～55%的抑郁发作期中，且单相抑郁中比较常见。至少小部分难治性单相抑郁症患者可能患有双相障碍。此外，越来越多的证据表明，有双相障碍阈下症状（如不符合抑郁、躁狂、轻度躁狂或混合发作诊断标准的抑郁、轻度躁狂或躁狂样症状）的双相障碍患者比没有这些阈下症状的患者未来整体疾病发作的间隔时间更短。

2．早期识别的临床策略

（1）早期识别“软双相”特征：应对所有抑郁患者既往的

躁狂或轻度躁狂发作史进行仔细评估。针对那些目前为抑郁发作，且过去的确没有躁狂或轻躁狂发作，但具备某些不典型特征（可以预测今后躁狂或轻躁狂发作）的抑郁障碍，学者们提出了“软双相”的概念，即：①发病早（early onset）：Merikangas等（2007）指出：双相障碍Ⅰ型的发病年龄为18.2岁，双相障碍Ⅱ型的发病年龄为22.2岁。②发作性心境不稳：心境波动很大，难以预测的抑郁、焦虑、欣快、烦躁不安、紧张、激越、易激惹、冲动、愤怒甚至狂暴等病理情绪呈短暂发作，持续数小时或1~2天。心境不稳定是双相Ⅱ型障碍临床表现的核心症状。③抑郁发作伴不典型特征：如反应性心境波动，食欲亢进、体重增加、睡眠过多，肢体灌铅样麻痹，短暂欣快发作，伴精神病性特征，伴各类焦虑症状，伴经前期烦躁障碍、癔症样烦躁，季节性抑郁发作等。④频繁抑郁发作：一年内抑郁发作超过4次。⑤抗抑郁剂治疗转相：Judd等（2012）认为抗抑郁剂治疗转躁的诊断价值为100%。⑥双相障碍家族史阳性：阳性家族史是双相障碍患病风险的特异性因素。⑦病前情感气质：情感旺盛气质、心境恶劣气质、环形情感气质、易于激惹气质等与心境障碍关系密切。⑧边缘性人格障碍：47.7%的双相障碍患者至少共患一种人格障碍，其中边缘性人格障碍与双相障碍的关系最为引人注目。⑨抑郁混合状态：抑郁发作同时伴某些轻躁狂症状，包括易激惹、注意随境转移、联想活跃、活动性增高、言语增多等。⑩共患精神障碍：双相障碍共病其他精神障碍发生率高。⑪短暂轻躁狂发作：既往曾有躁狂或轻躁狂发作是诊断双相抑郁的基本条件。存在上述2个危险因素时，敏感度为70.8%，特异度为62.2%；患者被正确诊断的可能性为66.8%；若存在多个危险因素，临床医师应高度怀疑自发躁狂或药物转躁的可能，及时使用心境稳定剂，提高对当前抗抑郁药物使用的警觉。

（2）发现抑郁患者的阈下轻度躁狂症状：通过各类自我管

理和医师管理评估量表，有助于提高对双相障碍诊断有提示作用的临床特征的早期发现，而此类患者因有抑郁发作史而可能被诊断为单相抑郁。这些临床特征包括阈下轻度躁狂，情绪发作反复出现和双相障碍阳性家族史。这些评估量表包括双相症状量表，双相抑郁指数量表（BDIS），双极性指标（bipolarity specifier），轻躁狂清单，心境障碍问卷（MDQ）等。最后，对所有抑郁患者既往的躁狂或轻度躁狂发作史的认真评估，结合来自看护者提供的相关信息也有助于提高双相障碍的诊断准确性。

（3）参照新的诊断标准：鉴于双相障碍与精神分裂症在症状、家族史及遗传学的联系，以及双相障碍和抑郁障碍在治疗选择、预后上的差异，DSM-5 中将双相障碍独立于心境障碍，并将双相障碍分为：双相Ⅰ型障碍、双相Ⅱ型障碍、环性心境、物质所致双相障碍、躯体疾病导致双相障碍及其他特定的双相障碍。诊断标准 A 有所变化，将“活力或精力增加”作为躁狂和轻躁狂的核心症状之一；而将那些符合轻躁狂症状标准、但病程仅有 2~3 天的患者，归类于“其他特定的双相相关障碍”；混合发作特征明确为在一次抑郁发作内多达 3 个躁狂症状共存，或反之。DSM-5 可能沿着提高双相障碍诊断准确性的方向迈出了积极的一步。此外，DSM-5 认可将更多维度的评估应用于精神病理学方面的研究中，以更好地确定躁狂和抑郁双相特征的连续谱。ICD-11 和 DSM-5 中的诊断标准将被标准化。

二、双相障碍的精神科管理

（一）建立治疗联盟

治疗联盟（therapeutic alliance）也被称作帮助联盟、工作联盟，是指在医师与患者相互作用过程中建立的互动的、操作性和建设性的合作关系。理论上，治疗联盟可以划分为工作联盟、移情和反移情以及真实关系三个部分。治疗联盟本身就具备一定的治疗作用，它也是所有精神科治疗的核心之一。

1. 良好的医患沟通 医患沟通（doctor-patient communication）是建立治疗联盟的必要手段，良好的医患沟通能够建立起良好的医患关系，而良好的医患关系既能够对患者产生积极的治疗作用，同时也能够提升医师对自己工作的满意度。医患沟通是指在医疗卫生和保健工作中，医患双方围绕疾病、诊疗、健康及相关因素等主题，以医方为主导，通过各种有特征的全方位信息的多途径交流，科学地指引诊疗患者的伤病，使医患双方形成共识并建立信任合作关系，达到维护人类健康、促进医学发展和社会进步的目的。

2. 以患者为中心的医疗护理 在对双相障碍患者实行管理和治疗时需要考虑患者偏好和个体化需求。对于即将接受的治疗，患者应当享有知情同意的权利。当医师与双相障碍患者及其照料者谈话时，应当注意使用通俗易懂的日常用语来完整、清楚地解释双相障碍及其治疗。对于患者的情况以及治疗还应当提供书面的知情同意书，所有的信息应当针对患者量身定制，同时还要注意不同文化差异。对于特殊患者，例如伴有躯体疾病、认知或感知损害的双相障碍患者，应当确保他们能够理解这些信息。除非患者本人拒绝，一般情况下患者的照料者和家属应当有权利一同参与讨论制订患者的管理和治疗方案。

3. 双相障碍管理的一般建议 医师向双相障碍患者、家属或照料者提供相应的信息是非常重要的，这将有利于他们获得恰当的医疗服务、理解疾病，并有利于建立治疗联盟。这些信息包括双相障碍的疾病介绍、病程特点、治疗方法等。

（1）医师应当与患者及其家属或治疗者建立并维护合作性的医患关系，尊重患者对自身疾病的经验和知识，并对疾病的评估、诊断和治疗提供相应的信息（包括知情同意书）。

（2）患者、家属或照料者有权加入自助或互助组织，并从中获得帮助，尤其在初始诊断阶段以及之后的定期随访阶段。这些自助或互助组织在患者处于危机时可以提供关于早期预警信号、治疗和不良反应的支持信息。

（3）医师应以和所有双相障碍患者建立治疗性的医患关系为目标，建议他们规律并仔细地进行症状（包括诱因和早期预警信号）的自我检测、培养良好的生活方式（包括睡眠卫生和工作方式）和应对策略。

（4）对于严重抑郁发作或躁狂发作的双相障碍患者，医师应预先告知，在合作性的医患关系前提下对精神症状和躯体症状的治疗给出建议。这些治疗计划应当是书面告知，告知对象包括患者、家属或照料者。

（5）医师需鼓励双相障碍患者及其家属和照料者共同参与评估和治疗计划的制订，确保在危机状态下患者能够得到家属和照料者的帮助。同时，医师还需要关注患者家属或照料者的需求，包括疾病对亲情关系的影响、患者的福利，以及患者家属也应当接受规律的身体检查、社会和精神卫生需求评估。

4. 特殊双相障碍患者疾病管理建议 ①伴有学习困难的双相障碍患者应当接受与其他患者同样标准的健康服务，并且需要考虑他们正在服用的其他药物与现有药物治疗之间的潜在相互作用风险。②双相障碍伴人格障碍的患者应当接受与其他患者同样标准的健康服务，因为人格障碍的存在并不妨碍对双相障碍患者进行有效的治疗。③对于双相障碍共病药物或酒精滥用的患者，医师需要考虑针对药物或酒精滥用的心理社会干预（例如心理教育和动机强化）。通常这样的干预是由一般精神卫生服务所提供，在适当情况下可与物质使用障碍方面的专家共同合作。④社区医疗服务机构对于老年（通常指大于65岁）双相障碍患者的转诊应当制订完整的方案，并且应当考虑针对这类人群的临床特征（例如共病躯体疾病或认知减退），以及针对患者失访的应对预案。转诊患者应当首先基于患者的需求，而不是仅仅从他们的年龄去判断。⑤在治疗老年双相障碍患者时，医师应当注意使用较低的药物剂量、关注药物之间潜在的相互作用，以及及时识别躯体共病并进行相应的处理。

（二）个案管理

个案管理（case management）最早用于精神卫生领域是在 20 世纪 60 年代，当时精神卫生服务的主流是将住院机构大量关闭，发展以社区为基础的服务模式。其目的是避免多种社会服务的相互脱节，提高社区服务质量，以满足患者的多种需求。双相障碍的个案管理是协作性慢性疾病管理模式（collaborative chronic care models，CCMs）的重要组成部分。CCMs 与心理治疗的不同之处在于，除了心理治疗之外，CCMs 还包括支持性和持续性的评估、治疗、提供社区资源和精神卫生服务，以及预后监测等方面。CCMs 的核心内容共 6 项，包括患者自我管理支持或心理治疗、临床信息系统、支持系统再设计、决策支持、医疗机构支持，以及社区资源衔接。

双相障碍的个案管理主要体现在制订和实施个体服务计划上。完整的个案管理包括以下 7 个环节：现况评估、问题明确、目标确立、指标制订、策略选择、责任明确、进度检查。这一工作是由一组分工不同的人员进行的，其中包括精神科医师、精神科护士、街道办事处工作者以及志愿者等。

1. 现况评估　对双相障碍患者应进行全方位的现况评估，包括精神症状、躯体健康状况、对个人和他人的风险、社会支持系统、残疾情况、经济状况等。由于患者的社会功能缺损不同，所以有效的康复措施应该是个体化的、针对患者的实际功能缺损情况来制订的。通过现况评估，医师应找出双相障碍患者精神康复方面的主要问题，为日后实施康复策略提供依据。

2. 问题明确　医师应根据现况评估的结果，明确双相障碍患者的主要问题，作为之后目标确定和提供各项服务的依据。需要注意的是，在双相障碍的不同阶段，患者的主要问题可能不同。一般来说，针对不同疾病阶段设定的主要问题不能太多，以3~4个为宜，这样有利于突出主要问题、方便操作。主要问题明确之后，之后的医疗服务和康复措施才有针对性。

3. 目标确立 在主要问题明确之后，医师就应该有针对性地对双相患者进行康复治疗，但首先必须确立康复治疗的目标。在这一过程中，医师、患者、家属或照料者，以及个案管理员应当一同讨论决策，共同设定可行的近期目标和远期目标。康复目标的确立要考虑可行性，要在患者及其家属或照料者的能力范围之内。

4. 指标制订 医师应根据确立的近期目标和远期目标，制订几个细化的客观指标来衡量康复治疗的效果。这些指标要切合实际，遵循个体化原则，有可操作性。此外对于同一位双相障碍患者的不同疾病阶段，也应当制订不同的指标。

5. 策略选择 双相障碍患者的个案管理分医疗和生活职业能力康复两个部分，因此在个案管理策略选择方面也应当充分注意个体化原则。医疗部分主要包括病史采集、精神与躯体状况、危险性、服药依从性和药物不良反应检查评估，制定用药方案。生活职业能力康复部分主要包括个人日常生活、家务劳动、家庭关系、社会人际交往、社区适应、职业与学习状况、康复依从性与主动性检查评估，提出康复措施等。制订和实施个案管理策略首先应该从保证医疗开始，在条件允许的范围内，逐步增加生活职业能力康复。

6. 责任明确 在双相障碍个案管理中，医师、患者、家属或照料者以及个案管理员都是非常重要的角色，缺一不可。个案管理是一个团队工作，是为了使患者能够回归社会而组成的一个工作联盟。所以，作为个案管理团队成员，其出发点和目的都是一致的。在制订个体服务计划时，各方参与和协商是非常必要的。医师是个案管理团队的领导者，应全面负责个案管理；患者是个案管理的服务对象，又是团队成员，因此，单纯的“患者身份”对他们显然不适用。他们要按照既定的计划去做，做好了可以受到奖励和表扬，做不好要受到批评或“惩罚”；家属或照料者在患者康复中作用明显，他们要在个案管理员的指导下，监督计划的实施，调解家庭情感表达；个案管理员是团队中的专业人员，要对个案管理计划的科学性、可行性负责。提供精神病学医疗和康复服务，对计划实施进行监督和检查。

7. 进度检查　由于双相障碍是一种慢性、复发性疾病，因此针对双相障碍的个案管理显然要兼顾短期和长期利益。医师应根据患者的特点和病情，数周或数月检查一次进度，评估所制定指标的完成情况，并制订下一步计划。考评进度时应以鼓励为主，对没有完成者要首先询问和分析原因，应避免责备患者。进度检查时应重点分析个案管理计划制订得是否合理，团队成员是否尽职尽责，最后进行目标调整。双相障碍患者的个案管理进度检查，应至少每 3~6 个月评估 1 次。

（三）护理管理

1. 护理管理的意义　双相障碍的护理管理是随着精神病学的发展，而逐步发展、演化。护理人员的角色由原先的生活照顾者发展为生理、心理、社会文化兼顾的整体性的照顾者、治疗者、教育者、支持者、咨询者。护理范围也由从前的双相障碍的防治拓宽到社会心理卫生。由于双相障碍患者的特殊性，临床表现为情绪的波动性大，易发生针对自身或他人的过激行为，因此更需要有良好的护理管理，以此促进患者的治疗和护理，有着重要的意义。由此可见，如今双相障碍的护理管理发展对于护理人员来说是一项艰巨的挑战。

2. 整体护理　护理不仅是指护士执行医嘱，实施各项检查和护理工作，其工作范围已扩大至全面照顾和帮助人们预防疾病、促进和保持健康，减轻因疾患带来的各种痛苦，使患者尽早康复。随着医学模式的发展，整体护理取代了传统的功能制护理模式，为患者提供了包括生理、心理、社会文化等全方位的护理服务和护理教育。整体护理是以患者为中心，以现代护理观念为指导，以护理程序为基础框架，并把护理程序系统化运用到临床护理和护理管理的工作模式中去。因此，整体护理对护理人员提出了更高的要求，护理人员不再是简单的医嘱执行者，而是要担负起健康教育、心理护理的责任。

3. 分级护理 按照双相障碍患者病情的轻重和不同阶段特点，需要制定不同等级的护理，通常可分为四级：特级护理、一级护理、二级护理和三级护理。特级护理适用于需要 24 小时严密监护的患者，包括非自愿入院、病情非常严重、极端兴奋冲动或消极的患者，或者是合并严重躯体疾病的患者。一级护理适用于类似特级护理，但疾病严重程度略轻的患者。特级护理和一级护理都应设立特殊病房，设专人重点护理。二级护理适用于病情处于缓解阶段，但仍存在明显情绪波动的患者，这部分患者的意外发生率虽然有所下降，但仍不能掉以轻心。此外，二级护理也包括年老体弱、行动不便的患者。三级护理主要针对情绪已基本稳定，生活能够自理，等待出院的恢复期双相障碍患者。

（四）服药管理

维持治疗对于双相障碍患者的长期预后来说至关重要，因此在个案管理的基础上必须做好患者的服药管理。良好的服药管理有利于复发预防和减轻疾病负担，同时又能够减少药物不良反应、改善患者的服药依从性。对于双相障碍患者来说，要严格遵医嘱按时、按量服药，切忌自行加减药量。

服药管理中患者需要养成良好的生活习惯，合理安排作息。

尤其是处于急性期发作的患者，他们的生活规律往往受到影响，会被扰乱。所以在规律服药的同时需要尽量做到按时起居、保证足够的睡眠，忌烟、酒、浓茶、咖啡等，鼓励患者尽早从事力所能及的劳动或锻炼，参加一定的社会活动和人际交往，建立规律的生活。

维持治疗过程中需密切观察患者的病情变化，要定期到医院复诊。若发现患者出现复发征兆，应及时就诊。对于家属来说，需要注意妥善保管好药物，不要将全部药物交给患者；每次服药最好是家属按照医嘱要求将药物交到患者手中，并亲眼看着患者服下，严防藏药；对于自知力完好并主动配合治疗的患者，征得医师的意见可试着将少量药物交给患者自行按医嘱服药，家属要监督患者服药情况。

（五）家庭管理

1. 意义　双相障碍的维持治疗一般来说是一个长期过程，因此家庭介入治疗显得尤为重要。良好的家庭管理对于整个治疗过程的积极作用是毋庸置疑的。首先，良好的家庭管理可以减少患者的病情复发。如果家庭能对精神患者起到良好的监护、督促作用，那么许多病情的变化就能被及时的掌握和反馈，病情复发就能在萌芽阶段被消灭。其次，有效的家庭管理能够节约有限的卫生资源，由于患者的发病率、复发率降低，卫生资源将得以节约。其次，良好的家庭管理除了能降低家庭的经济负担外，还能促进患者的社会功能、工作能力的恢复，间接降低了政府的经济负担。最后，良好的家庭管理还能够促进患者生理、心理、社会的全面康复。由此可见，良好的家庭管理有利于患者增强自信，回归社会，而这些积极意义是住院治疗所无法比拟的。

2. 内容　家庭管理对于双相障碍的治疗是至关重要的部分，一般包括以下方面：第一，维持用药。双相障碍的维持治疗需要一段较长的时间，有些患者甚至需要终身服药。因此，家属应按照上文中的服药管理加强对患者维持用药的监管和督促，出现异常要及时与医师联系。第二，病情观察。家属应动态观察患者的病情变化，包括睡眠情况、自知力、生活自理能力、是否出现持续较长时间的情绪变化。第三，心理支持。家属要引导患者对自身疾病有一个正确的认识，双相障碍是可控可治的，去除疾病的羞耻感，坚定维持治疗的信念。第四，生活照料。生活照料这是家庭管理中一项重要的基础工作，其任务是监督、协助或帮助患者料理好生活，包括卫生、饮食、睡眠等。第五，功能锻炼。功能锻炼主要是促进患者回归社会，家属要多鼓励、支持患者以积极、乐观的生活态度参与社会活动，帮助他们早日回归社会。

（六）疾病教育

由于双相障碍具有严重功能损害和情绪痛苦的特征，因此对于双相障碍患者来说如何正确认识疾病本质、如何有效治疗急性期症状、如何预防疾病复发就显得尤为重要。这就要求患者能够充分理解可能导致疾病加重或增加复发风险的行为和生物学因素。疾病教育应该成为双相障碍患者治疗的一部分，其意义重大而深远。

对双相障碍患者进行疾病教育应强调以下内容：①积极参与自身治疗的重要性；②双相障碍的本质和病程；③治疗的潜在获益和可能不良反应；④识别复发的早期症状；⑤行为干预可降低复发的风险，包括仔细观察睡眠规律和避免物质滥用。

在患者允许下，家庭成员可以参与疾病教育过程。医师也可以考虑使用结构化的团体模式来进行疾病教育。

迄今为止，关于精神卫生的慢性疾病管理，已经有超过70项随机对照研究发表。其中绝大部分是关于抑郁症慢性疾病管理的内容，而关于双相障碍的慢性疾病管理文献正在逐步增加。

已有的随机对照研究结果显示，双相障碍的慢性疾病管理能够改善患者的生活质量、减轻整体情感症状、改善总体功能。

三、《中国双相障碍防治指南（第二版）》的推广与实施

双相障碍防治指南的实施是落实《中国精神卫生工作规划（2011—2020 年）》的重要内容之一。“政府领导、社会参与、防治结合、重点干预、广泛覆盖、依法管理”这一精神卫生工作总的工作原则应贯彻在双相障碍防治指南的不同阶段和环节。

双相障碍防治指南作为精神疾病防治工作的重要参考，而非必须执行的操作规范。在双相障碍防治指南实施过程中，应根据地域特点及患者的个体差异灵活掌握。

《中国精神卫生工作规划（2011—2020 年）》（以下简称规划）中强调，要健全政府领导、部门合作和社会参与的精神卫生工作体制和管理协调机制，建立和完善精神卫生法律制度和工作保障制度。加强精神卫生知识宣传和健康教育，开展社会心理支持和心理卫生服务，干预重点人群心理行为问题，提高人民群众心理健康水平。落实重性精神疾病等重点疾病防治，按照早期发现、应治尽治、全程服务、促进康复的要求，提高救治、服务和管理水平，减少精神疾病致残，维护社会和谐稳定。完善符合国情、覆盖城乡、功能完整、可持续发展的精神卫生防治体系和服务网络，加强精神卫生防治机构建设和管理，健全精神卫生专业人员队伍并提高服务能力，促进精神卫生基本公共服务均等化。

（一）《中国精神卫生工作规划（2011—2020 年）》与双相障碍防治目标结合

1. 加强宣传和健康教育，提高群众精神卫生知识水平。广

泛宣传，普及大众精神卫生知识，逐步提高普通人群心理健康知识和精神疾病预防知识知晓率。

2. 干预重点人群心理行为问题，预防精神疾病发生。加强儿童、青少年心理健康教育和干预，减缓心理行为问题上升趋势。提高在校学生心理保健知识知晓率。开展孕产期妇女心理保健，提高孕产期妇女心理健康水平。普及老年期痴呆、抑郁等老年期精神疾病知识。

3. 落实重点精神疾病防治，提高患者治疗和康复水平。开展重性精神疾病管理治疗工作，提高重性精神疾病治疗率和患者管理率。

4. 建立健全精神卫生防治服务网络，提高队伍工作能力。建立重性精神疾病管理治疗网络的市（县、区）比例，建立各级精神卫生防治技术管理机构。拓展精神卫生服务渠道，二级和三级综合医院开设精神科（门诊）或心理科（门诊），基层医疗卫生机构开展居民心理健康指导服务。依托精神卫生专业机构建设心理援助热线。加强社区精神疾病康复机构建设，提高精神卫生工作队伍能力。

5. 掌握精神疾病基本信息，建立完善全国精神卫生防治信息系统。

6. 建立领导协调机制，完善精神卫生工作保障制度。将精神卫生工作纳入国民经济和社会发展规划，相关部门制订工作计划，落实工作经费，开展实施监督和检查。

（二）卫生部门主导，协调多部门参与双相障碍防治工作

根据国家《“十二五”规划纲要》《社区卫生服务工作》和《农村卫生工作》指导意见，把精神卫生工作纳入公共卫生范围，从疾病控制、基本医疗和健康促进方面着手，对双相障碍这一疾病进行防治。

遵循“预防为主，防治结合，重点干预，广泛覆盖，依法管理”的精神卫生工作原则，依托以精神卫生专业机构为主体，综合性医院为辅助，基层医疗卫生机构和精神疾病社区康复机构为依托的精神卫生服务体系和服务网络，开展精神疾病防治工作。

培训各类医疗机构人员，使其具备早期发现和治疗心境（情感）障碍等疾病的能力。为社区卫生服务机构和乡镇卫生院开展精神疾病患者个案管理提供技术支持，为患者家属提供监管指导。

（三）《中国双相障碍防治指南（第二版）》宣传与培训

发挥精神卫生学术团体和组织的优势，利用学术会议、学术活动、学术期刊等多种形式开展培训和宣传。

启动“双相障碍防治指南巡回培训项目”。培训对象为精神科医师或综合医院高年住院医师及主治医师，提高被培训人员对双相障碍的规范诊治能力。

强化省、地市、县各级精神科专科医院的业务联系，健全业务技术指导系统及患者转诊治疗系统；强化各级各类精神专科医院之间的业务联系，健全业务技术指导系统及患者转诊治疗系统。通过对指南的推广让患者了解更多有关精神障碍的基本知识，包括症状表现、治疗手段、预后及康复。提高患者对治疗的依从性，鼓励面对现实积极生活的态度和主动求医的行为。

（四）《中国双相障碍防治指南（第二版）》实施的信息评估与强化指导

1. 定期收集使用单位和使用人员的意见和建议。

2. 组织开展实施督导和培训督导，指导基层提高防治技术水平。

3. 通过现有网络和专题研究了解精神障碍防治指南的实施情况和效果，收集对精神障碍防治指南的意见反馈，组织有关专题调查，对精神障碍防治指南的实施情况进行评价，定期提出进一步修改意见。

4. 针对具体问题开展专题调查。

5. 组织实施效果评估。

附录 1

ICD-10 双相障碍诊断标准与分类

一、躁狂发作（F30）

1. 轻躁狂发作（F30. 0）

（1）情感增高或易激惹，对个体来讲已达到肯定异常的程度，并且持续至少 4 天。

（2）必须具备以下至少三条，且对日常的个人功能有一定影响：①活动增多或坐卧不宁；②语量增多；③注意集中困难或随境转移；④睡眠需要减少；⑤性功能增强；⑥轻度挥霍，或其他类型轻率的或不负责任的行为；⑦社交行为增多或过分亲昵（见面熟）。

（3）此种障碍不符合躁狂、双相情感障碍、抑郁发作、环性心境或神经症性厌食的标准。

（4）需除外的最常见情况：此种发作不是由于精神活性物质使用或任何器质性精神障碍所致。

2. 躁狂，不伴精神病症状（F30. 1）

（1）情感明显增高，兴高采烈，易激惹，对个体来讲已属肯定异常。此种情感变化必须突出且持续至少 1 周（若严重到需要住院则不受此限制）。

（2）至少具有以下三条（如果情感仅表现为易激惹，则必须具有四条），导致对日常个人功能的严重影响：①活动增多或坐立不安；②言谈增多（“言语急促杂乱”）；③观念飘忽或思维奔逸的主观体验；④正常的社会约束力丧失，以致行为与环境不协调和行为出格；⑤睡眠需要减少；⑥自我评价过高或夸大；⑦随境转移或活动和计划不断改变；⑧愚蠢鲁莽的行为，如挥霍、愚蠢的打算、鲁莽地开车，患者不知道这些行为的危险性；⑨明显的性欲亢进或性行为失检点。

(3) 无幻觉或妄想，但可能发生知觉障碍（如主观的过分敏锐，感到色彩格外鲜艳）。

(4) 需除外的最常见情况：发作不是由于酒精或药物滥用、内分泌障碍、药物治疗或任何器质性精神障碍所致。

3. 躁狂，伴精神病症状（F30.2）

(1) 发作符合不伴精神病性症状躁狂（F30.1）除标准(3) 之外的标准。

(2) 发作不同时符合精神分裂症或分裂-情感障碍躁狂型的标准。

(3) 存在妄想和幻觉，但不应有精神分裂症标准中所列典型精神分裂性的幻觉和妄想（即：不包括完全不可能或文化不相应的妄想，不包括对患者进行跟踪性评论的幻听或第三人称的幻听），常见的情况为带有夸大、自我援引、色情、被害内容的妄想。

(4) 需除外的最常见情况：发作不是由于精神活性物质使用或任何器质性精神障碍所致。

注：可使用第五位数字来说明幻觉或妄想与心境是否协调：F30.20 躁狂，伴有与心境相协调的精神病性症状（例：夸大妄想，或告之患者有超人能力的声音）；F30.21 躁狂，伴有与心境不相协调的精神病性症状（例：对患者的说话声，内容为无情感意义的话题或关系，被害妄想）。

二、双相情感障碍（F31）

目前发作符合某一型躁狂或抑郁标准，以前有相反的临床相或混合性发作，如在躁狂发作后又有抑郁发作或混合性发作。

1. 双相情感障碍，目前为轻躁狂发作（F31.0）

（1）本次发作符合轻躁狂（F30.0）标准。

（2）既往至少有过一次其他情感（障碍）发作，符合轻躁狂或躁狂发作、抑郁发作或混合性情感发作的标准。

2. 双相情感障碍，目前为不伴有精神病性症状的躁狂发作（F31.1）

（1）本次发作符合不伴精神病性症状躁狂的标准。

（2）既往至少有过一次其他情感（障碍）发作，符合轻躁狂或躁狂发作、抑郁发作或混合性情感发作的标准。

3. 双相情感障碍，目前为伴有精神病性症状的躁狂发作（F31.2）

（1）本次发作符合伴精神病性症状躁狂的标准。

（2）既往至少有过一次其他情感（障碍）发作，符合轻躁狂或躁狂发作、抑郁发作或混合性情感发作的标准。

注：可使用第五位数字来说明幻觉或妄想与心境是否协调。

4. 双相情感障碍，目前为中或轻度抑郁（F31.3）

（1）本次发作符合轻度或中度抑郁发作的标准。

（2）既往至少有过一次符合轻躁狂、躁狂发作或混合性情感发作标准的发作。

注：可使用第五位数字来标明本次抑郁发作中是否存在抑郁发作（F32）中所定义的躯体症状：F31.30不伴躯体症状；F31.31伴躯体症状。

5. 双相情感障碍，目前为重度抑郁发作，不伴精神病性症状（F31.4）

（1）本次发作符合不伴精神病性症状的重度抑郁发作的标准。

（2）既往至少有过一次轻躁狂、躁狂发作或混合性情感发作。

6. 双相情感障碍，目前为重度抑郁发作，伴有精神病性症状（F31.5）

（1）本次发作符合伴精神病性症状的重度抑郁发作的标准。

（2）既往至少有过一次轻躁狂、躁狂发作或混合性情感发作。

7. 双相情感障碍，目前为混合状态（F31.6）

（1）本次发作以轻躁狂、躁狂和抑郁症状混合或迅速交替（即在数小时内）为特征。

（2）至少在 2 周的大部分时间内躁狂和抑郁症状均同时突出。

（3）既往至少有过一次轻躁狂、躁狂发作，抑郁发作或混合性发作。

8. 双相情感障碍，目前为缓解状态（F31.7）

（1）目前状态不符合任何严重的抑郁或躁狂发作的标准，也不符合 F30~F39 中任何一种其他情感障碍标准。

（2）既往至少有过一次轻躁狂或躁狂发、抑郁发作或混合性发作。

9. 其他双相情感障碍（F31.8）

本诊断包含：双相障碍Ⅱ型、复发性躁狂发作。

三、环性心境（F34.0）

1. 至少 2 年的心境不稳定，其间有若干抑郁和轻躁狂的周期，伴有或不伴有正常心境的间歇期。

2. 在上述 2 年之间，没有任何一种抑郁或躁狂的表现其严重程度或持续时间足以符合躁狂或抑郁发作（中度-重度）的标准；然而在此种持续的心境不稳定期之前可能曾经发生过躁狂或抑郁发作，或在此之后也可能出现。

3. 在某些抑郁周期中至少存在下列症状中的三条：①精力下降或活动减少；②失眠；③自信心丧失或感到自信心不足；

④集中注意困难；⑤社会退缩；⑥在性活动和其他愉快事件中失去兴趣和乐趣；⑦言谈比平日减少；⑧对前途悲观或沉思过去。

4. 在某些情感高涨周期中至少存在下列症状中的三条：①精力和活动增加；②睡眠需要减少；③自我评价过高；④思维敏捷或具有不同寻常的创造性；⑤比平日更合群；⑥比平日更善变或更诙谐；⑦兴趣增加，对性活动或其他愉快事件兴趣增加；⑧过分乐观或夸大既往的成就。

注：若需要，说明是早发（少年后期或20岁左右）还是晚发（通常是在30~50岁，继发于一次情感发作之后）。

（杨海晨　整理）

附录2

DSM-5 双相及其相关障碍

一、躁狂发作（manic episode）

1. 至少持续1周，每天的大多数时间出现的异常的持久的心境高涨、夸大或易激惹，并有持续地有意图的活动与精力的增加（达到必须住院的程度则可以更短时间）。

2. 在此心境紊乱、活动或精力增多的时期内，持续地表现出以下3项或以上的症状（如表现为易激惹，则需4项），并且达到较显著的程度，较平常的行为有了显著的改变。①自我评价过高或夸大；②睡眠需要减少（例如，感到只要3小时睡眠便休息好了）；③言语增多或感觉必须要不停地说话；④思维奔逸或主观体验到的联想增快；⑤主观体验到或被观察到的随境转移（即注意很易转移到不重要或不相关的外界刺激上去）；⑥目的性活动增多（社交、工作、学习、性活动），或精神运动性兴奋（如无目的无意义的活动）；⑦无节制地取乐而不计后果（例如，无节制地狂购乱买，轻率的性行为，或愚蠢的商业投资）。

3. 心境的紊乱对社交及职业功能造成明显损害，或需要住院阻止其伤人伤己行为，或有其他精神病性特征。

4. 这些症状并非由于某些物质引起（例如，其种物质滥用，某种治疗药品，或其他治疗方法），或由于其他医学情况所造成的生理反应。

注：由抗抑郁治疗（如治疗药品或电抽搐治疗）所引起的

躁狂发作，症状严重程度超出由于治疗引起的生理效应，应归于双相I型障碍。

二、轻躁狂发作（hypomanic episode）

1. 持续至少4天，每天的大多数时间出现明显与平时正常的心境不同，表现为情感高涨、夸大或易激惹，并有精力充沛或活动增多。

2. 在此心境紊乱、精力或活动增多的时期内，持续表现出以下症状的3项以上（如表现为易激惹，则需4项），行为表现明显不同于平常，并且达到显著的程度：①自我评价过高或夸大；②睡眠需要减少（例如，感到只需3小时睡眠便休息好了）；③言语增多或感觉必须要不停地说话；④思维奔逸或主观体验到的思维敏捷；⑤主观体验到或被观察到的随境转移（即注意很易转移到不重要或不相关的外界刺激上去）；⑥目的性活动增多（社交、工作、学习、性活动），或精神运动性兴奋（如无目的无意义的活动）；⑦无节制地取乐而不计后果（例如，无节制地狂购乱买，轻率的性行为，或愚蠢的商业投资）。

3. 此发作伴有明显的功能改变，并非患者在没有症状时候的特征性功能改变。

4. 心境紊乱与功能改变均可由他人观察到。

5. 此发作并未严重到产生社交或职业功能的显著缺损，或严重到需要住院的程度，并且无精神病性表现。

6. 这些症状并非由于某种物质（例如，某种物质滥用，某种治疗药品，或其他治疗方法）所致直接生理效应。

三、重症抑郁发作（major depressive episode，MDE）

1. 在同一个2周内，出现与以往功能不同的明显改变，表现为以下5项或以上，其中至少1项是心境抑郁，丧失兴趣或乐趣（不包括明显是由于其他医学状况导致的症状）。①几乎每天大部分时间心境抑郁，可以是主观的体验（例如，感到悲伤或空虚，毫无希望），也可以是他人观察到的（例如，看起来显得很悲伤），儿童或青少年，可以表现为心境的易激惹；②几乎每天在一天中大部分时间对所有（或几乎所有）活动的兴趣或快感都显著降低（可以主观体验也可被别人观察到）；③显著的体重减轻（非节食）或体重增加（一月内体重变化超过原体重的5%（儿童则为未达到应增体重），或几乎每天食欲减退或增加；④几乎每天失眠或嗜睡；⑤几乎每天精神运动性激越或迟滞（指由他人观察到的情况，不仅是主观体验到坐立不安或缓慢下来）；⑥几乎每天疲倦乏力或缺乏精力；⑦几乎每天感到没有价值感，或过分地不恰当地自责自罪（可以是妄想性的程度，不仅限于疑病）；⑧几乎每天都感到思考或集中注意力困难，决断能力减退（自己体验到的或他人观察到的）；⑨反复想到死亡（不只是对死亡的恐惧），想到没有具体计划的自杀观念，想到某种自杀企图或一种特殊计划来完成自杀。

2. 这些症状产生了临床上明显的痛苦、烦恼，或在社交、职业或其他方面的重要功能缺损。

3. 这些症状并非由于某种物质或由于其他躯体状况所致。

四、双相Ⅰ型障碍（bipolar Ⅰ disorder）

1. 达到至少一次躁狂发作的标准（躁狂发作标准中的1~4）。

2. 躁狂发作和抑郁发作都不可能归于分裂情感性障碍，也不是叠加于精神分裂症、分裂样精神障碍或其他未注明的精神分裂症谱系和其他精神病性障碍。

五、双相Ⅱ型障碍（bipolar Ⅱ disorder）

1. 至少1次轻躁狂发作（轻躁狂发作中提到的1~6）和至

少 1 次抑郁发作（抑郁发作中提到的 1~3）。

2. 既往没有过躁狂发作。

3. 轻躁狂和抑郁的发作不能以分裂情感性障碍、精神分裂症、分裂样精神障碍、妄想性障碍、其他特定的或未特定的精神分裂症谱系及其他精神障碍解释。

4. 抑郁症状以及不可预测性的躁狂抑郁症状的频繁转换明显损害社会、职业或其他重要领域的社会功能。

六、环性心境障碍（cyclothymic disorder）

1. 至少有 2 年（儿童和青少年至少有 1 年）反复出现周期性轻躁狂症状但未达到轻躁狂发作的诊断标准以及反复出现周期性抑郁症状但未达到抑郁发作的诊断标准。

2. 在上述 2 年时间内（儿童和青少年 1 年），轻躁狂和抑郁周期至少占一半时间，且其上述症状的缓解期每次不超过 2 个月。

3. 不符合抑郁、躁狂或轻躁狂发作的诊断标准。

4. 诊断标准 A 中所述症状并不能以分裂情感障碍、精神分裂症、精神分裂症样精神障碍、妄想性障碍或其他特定/非特定的精神分裂症谱系及其他精神障碍解释。

5. 上述症状不能归因于某物质（如：药物滥用/吸毒、药物治疗等）的生理效应或某些躯体疾病（如：甲状腺功能亢进等）的影响。

6. 上述症状对其社会功能、职业行为或其他重要领域造成了具有显著临床意义的困扰或损害。

七、物质或药物引发的双相及相关障碍（substance/medication-induced bipolar and related disorder）

1. 在临床现象中占主导地位的、显著和持续的心境紊乱，高涨、自我膨胀或易激惹的情绪为特征的，伴或不伴有抑郁情绪，或明显的兴趣、几乎所有乐趣，或几乎所有活动的减退。

2. 有来自于病史、体格检查或实验室发现如下证据：①标准 A 中的症状在物质中毒后不久或期间，戒断或暴露于药物时会发生；②涉及的药物能够产生标准 A 的症状。

3. 心境紊乱不能很好的被非物质或药物导致的双相及相关障碍所解释。独立的双相或相关障碍的证据应该包含以下内容：①这些症状的出现早于物质或药物的使用；②这些症状在急性戒断停止或严重中毒后持续了相当长的一段时间（例如，约 1 个月）；③有其他的证据表明有独立的、非物质或药物所致双相及相关障碍存在（例如病史中存在一次与物质或药物无关的发作）。

4. 心境紊乱不仅仅是在谵妄过程中发生的。

5. 心境紊乱会引起有临床意义的困扰，或社会、职业、其他重要功能损害。

（1）在中毒期间发作：如果符合物质中毒表现和中毒期间发生的症状标准。

（2）在戒断期发作：如果符合物质戒断，戒断期间或之后的症状标准。

八、其他躯体疾病所致双相及其相关障碍（bipolar and related disorder due to another medical condition）

1. 突出且持久的异常情感高涨、自我膨胀或易激惹以及异常的活动增多或精力旺盛为主的临床表现。

2. 从病史、躯体检查、实验室检查有证据证明障碍是躯体情况的直接生理结果。

3. 障碍不能用其他精神障碍来解释。

4. 障碍不仅仅发生于谵妄病程中。

5. 症状引起具有临床意义的苦恼或者社交、职业或其他重要功能的损害，或必须住院治疗来预防其伤害自身或他人，或有精神病性特征。

编码注：ICD-9-CM 对由于其他躯体疾病引发的双相及其相关障碍的编码是 293.83，其分类是不考虑鉴别。ICD-10-CM 的编码根据鉴别。

标明：

（F06.33）具有躁狂症状未满足躁狂或轻躁狂的全部诊断标准。

（F06.33）具有类躁狂或轻躁狂的发作一次躁狂发作满足了全部标准，除了标准 D；一次轻躁狂发作满足了全部诊断标准，除了标准 F。

（F06.34）具有混合特征存在抑郁症状，但在整个临床表现中不占主导。

九、其他特定的双相及其相关障碍（other specified bipolar and related disorder）

这种类型适用于存在双相及其相关障碍的症状特征，且导致明显的社会交往、工作能力或某些重要功能的下降或损害，但并没有达到双相障碍及相关障碍任何一种类型的诊断标准。其他特定的双相及相关障碍用于临床医师判断疾病并不符合任何一种双相及其相关障碍的诊断标准的情况（如持续时间短暂的极快速循环型）。

能够用“其他特定的双相及其相关障碍”的案例包括以下几种：①短时间（2~3 天）的轻躁狂发作和抑郁发作：患者有一次或多次抑郁发作，无符合诊断标准的躁狂或轻躁狂发作，但出现过两次或多次短时间的轻躁狂样表现但持续时间仅有 2~3 天。这种轻躁狂症状发作的时间与抑郁发作时间并不重叠，所以不能诊断为抑郁发作，伴有混合特征。②症状不足的轻躁狂发作和抑郁发作：患者有一次或多次抑郁发作，无符合诊断标准的躁狂或轻躁狂发作，但出现过一次或多次轻躁狂样表现，但症状不足以诊断轻躁狂（如，至少持续 4 天的情感高涨和1~2 个轻躁狂发作的其他症状，或易激惹和 2~3 个轻躁狂的其他症状）。但轻躁狂症状发作的时间与抑郁发作时间并不重叠，所以不能诊断为抑郁发作，伴有混合特征。③没有抑郁发作的轻躁狂发作：患者出现一次或多次轻躁狂发作，无符合标准的躁狂发作及抑郁发作。如果这种情况发生在持久抑郁障碍（恶劣心境）的患者身上，当满足轻躁狂发作的诊断标准时，这两种诊断都适用（恶劣心境，其他特定的双相及其相关障碍）。④短时间的环性障碍（少于 24 个月）：患者出现有轻躁狂症状的多次发作，但没有一次满足轻躁狂发作标准，并且出现有抑郁症状的多次发作，但没有一次满足抑郁发作的标准。病程短于 24 个月（对于儿童或未成年人来讲少于 12 个月）。从未满足过抑郁发作、躁狂发作或轻躁狂发作的诊断标准，同时也不满足其他精神障碍的诊断标准。在这期间，轻躁狂或抑郁症状维持数天，患者不能超过 2 个月没有症状，并且这些症状导致明显的功能下降和受损。

十、未特定的双相及其相关的障碍（unspecified bipolar and related disorder）

这个诊断适用于出现导致临床上明显的社会、工作及其他重要方面的功能下降和损伤的双相及其相关障碍的症状特征，但并不满足双相障碍及其相关障碍诊断标准。非特定双相及其相关障碍的诊断主要用于不能满足特定双相及相关障碍诊断标准的情况下，包括没有足够的信息来做出更加准确诊断的情况（如急诊）。

十一、双相及其相关的障碍的标明（specifiers for bipolar and related disorders）

1. 伴有焦虑困扰（with anxiety distress） 目前或最近出现的躁狂、轻躁狂或抑郁发作的大部分时间里至少出现以下 2 个症状：①感觉不自在或紧张；②感觉异常躁动；③因为担心而注意力不能集中；④害怕一些可怕的事情发生；⑤感觉自己要失去控制。

2. 伴有混合特征（with mixed feature） 混合特征的说明适用于双相Ⅰ型障碍及双相Ⅱ型障碍的躁狂、轻躁狂或抑郁发作。

（1）躁狂或轻躁狂发作，伴有混合特征

1）满足躁狂发作或轻躁狂发作的全部标准，目前或最近的躁狂或轻躁狂发作的大部分时间里至少具有以下三项症状：①患者的主观感受（例如感到悲伤或空虚）或他人观察有明显的抑郁情绪（例如泪流满面）。②对于大部分甚至全部的活动丧失兴趣及乐趣（患者主观感受或由他人观察发现）。③几乎每天都有精神运动性迟滞（被其他人观察到，不仅仅是主观感觉慢了下来）。④疲乏、精力减退。⑤无价值感或不恰当的过分的罪恶感（表现为由疾病引起的自责自罪称病耻感）。⑥反复出现关于死的想法（不只是对死亡的恐惧）；反复出现的自杀念头，但没有具体的自杀计划；或者是自杀企图；具体的自杀计划。

2）混合症状表现为个体日常行为的改变，同时可被他人觉察到。

3）症状同时满足躁狂以及抑郁的标准时，应诊断为躁狂发作伴有混合特征，考虑躁狂发作引起的显著功能损害及临床严重性。

4）混合症状并非由药物生理效应引起（比如物质滥用、药物或者其他治疗等）。

（2）抑郁发作，伴有混合特征

1）满足抑郁发作的全部诊断标准，同时在目前或近期抑郁发作的大多数时间，至少伴发以下3项躁狂/轻躁狂发作的症状：①情感高涨；②自我评价高，夸大；③话多，言语急迫，急于表达；④思维奔逸或者主观感到有很多的想法；⑤精力充沛或者目标导向活动增多（包括社会交往、工作、学习以及性本能）；⑥活动增多，为贪图一时享乐而过多参加有可能带来痛苦后果的活动（例如：疯狂购物、轻率的性行为及不理智的投资）；⑦睡眠需求减少（尽管睡眠减少但仍感到精力充沛，与失眠症相反）。

2）他人可观察到的混合症状以及个体行为的改变。

3）症状同时满足躁狂以及抑郁的标准时，应诊断为躁狂发作伴有混合特征。

4）混合症状并非由药物的生理效应引起（比如物质滥用、药物或者其他的治疗等）。

3. 伴有快速循环特征（with rapid cycling） 在过去12个月的时间里至少有4次发作符合躁狂、轻躁狂或者抑郁发作的诊断标准（可发生于双相Ⅰ型或双相Ⅱ型障碍）。

注：每次发作之间至少有2个月时间症状部分或者完全缓解，或者存在转相（例如从抑郁发作转为轻躁狂或躁狂发作）。

4. 伴忧郁特征（with melancholia feature）

（1）在目前发作期间存在以下任一项：①对大部分活动甚至所有活动丧失愉快感；②对通常能引起愉悦的刺激缺乏反应性（即使有好事发生，也不会感觉好一点，连短暂的好转也没有）。

（2）符合以下三项或者以上：①明显的抑郁情绪，以居丧、绝望、和/或郁闷，或所谓的空虚感为特征；②抑郁情绪通常在早晨更重；③早醒（比平常早醒至少2个小时）；④显著的精神运动性激越或迟滞；⑤严重的食欲下降及体重减轻；⑥过分或不恰当的罪恶感。

5. 伴有非典型特征（with atypical feature） 指非典型症状占据目前或最近重型抑郁发作的大部分病程中。

（1）情绪反应性（即由实际及可能发生的正性事件引发的情绪改善）。

（2）符合以下特征两项或者以上：①显著的体重增加或者食欲增加；②嗜睡症；③铅样麻痹（即四肢感到沉重，胳膊和腿好像灌铅一样）；④长期的人际关系敏感（并不局限于情绪障碍发作时）导致显著的社会或职业功能受损。

（3）在一次发作中，症状不满足伴忧郁特征或者伴紧张特征的标准。

6. 伴精神病性症状（with psychotic features） 在一次发作中的任何时间存在幻觉或者妄想。如果伴有精神病症状，要标明情感反应是协调还是不协调。

7. 伴情感反应协调的精神病性症状 在躁狂发作中，幻觉及妄想的内容具有典型躁狂发作夸大、行为冲动不顾危险等特点，与此同时也具有多疑、偏执等特点，尤其是当其他人对其个人能力、成就等产生怀疑时。

8. 伴情感反应不协调的精神病性症状 幻觉及妄想的内容不具有上述特点，或者是呈现情感反应协调与不协调混合状态的特征。

9. 伴紧张特征（with catatonia） 是指紧张症状存在大多数躁狂或抑郁发作中。在精神分裂症谱系及其他精神障碍章节中，紧张症常伴发情绪障碍。

10. 伴围生期发作（with peripartum onset） 是指双相Ⅰ型或者Ⅱ型障碍中，目前或者最近的发作未满足躁狂、轻躁狂及抑郁发作的诊断标准，且情绪症状发生在孕期或者产后 4 周内。

11. 伴季节特征（with seasonal pattern） 该特征是指患

者终生情绪障碍发作的一类模式。基本特征是指：至少一种类型的情绪障碍发作（即躁狂、轻躁狂或抑郁发作）遵循一定规律的季节模式，其他类型发作可不具有此特征。例如：一个个体的躁狂发作具有季节性，但是他/她的抑郁发作并没有规律的发生在一年中特定的时间。

（1）在双相Ⅰ型或者Ⅱ型障碍中，躁狂、轻躁狂或者抑郁发作与一年中特定时间（例如：秋季或冬季）之间有一个暂时的时间规律。

注：不包含主要由季节相关的社会心理压力导致的情绪障碍（例如，每年冬季的解雇高潮）。

（2）完全缓解（或者从重型抑郁发作向躁狂或轻躁狂转相，反之亦然）也发生在一年中特定的时间（例如，抑郁发作在春天缓解）。

（3）在过去两年内，个体出现躁狂、轻躁狂及抑郁发作显示出暂时的季节相关性，如上述所说，在这两年中没有非季节相关的情绪障碍发作。

（4）在个体一生中，季节性躁狂、轻躁狂及抑郁发作（如上所说）次数要多于非季节性躁狂、轻躁狂及抑郁发作次数。

（杨海晨　整理）

附录3

国外代表性双相障碍治疗指南简介

一、国际双相障碍学会

International Society for Bipolar Disorders（ISBD）；http：//www. isbd. org/

国际双相障碍学会（ISBD）最初是由David J. Kupfer教授于1999年6月17日在美国宾夕法尼亚州匹兹堡市举办的第三届国际双相障碍大会上成立的，其目标是为了能更好的适应未来对于双相障碍相关的科研、教学和对疾病的认识，其任务是提高精神卫生专业人员对疾病的认识，培养涉及双相障碍各个领域的研究，促进该领域的国际合作。目前ISBD的成员来自17个国家，会员人数正在迅速增加。ISBD通过与加拿大心境和焦虑治疗指导组（CANMAT）的合作，共同制定了双相障碍管理指南。

二、加拿大心境和焦虑治疗指导组

Canadian Network for Mood and Anxiety Treatments（CANMAT）；http：//www. canmat. org/

加拿大心境和焦虑治疗指导组（CANMAT）创立于1995年，是加拿大联邦政府与研究机构合作的非盈利组织，聚焦于心境和焦虑障碍方面的研究。CANMAT的愿景是通过进行创新性的研究计划、发展循证医学和最佳实践教育计划和指南/政策发展，以改善心境和焦虑障碍患者的生活质量。CANMAT通过其会员组织，CANMAT 向所有涉及心境和焦虑治疗的重要卫生保健、教育和研究机构提供了一个全国性的、直接的信息链接。2005 年，CANMAT 出版了双相障碍管理指南。之后又分别在 2007 年和 2009 年在与国际双相障碍协会（ISBD）的合作下对双相障碍管理指南进行了修订。目前最新版本的双相障碍管理指南为 2013 版，这一版涵盖了 2009—2012 年的最新出版文献内容，并与之前的各个版本相呼应。

三、世界生物精神病学学会联合会

World Federation of Societies of Biological Psychiatry（WFSBP）；http：//www. wfsbp. org/

世界生物精神病学学会联合会（WFSBP）成立于 1974 年，是一个国际性的非盈利组织，由来自超过 70 个国家的 63 个生物精神病学协会所组成。由于成员广泛来自各个国家和协会，WFSBP 因此建立了一个由各个国家生物精神病学学术领袖所组成的国际化网络。WFSBP 的治疗指南和共识更关注联合。WFSBP 双相障碍治疗指南第一版出版于 2002 年，随着临床研究的深入以及越来越多的循证依据的出现，WFSBP 于 2009 年、2010 年和 2013 年分别出版了针对双相躁狂发作、双相抑郁发作以及双相障碍维持治疗的指南。

四、美国精神病学协会

American Psychiatric Association（APA）；http：//www. psych. org/home

美国精神病学协会（APA）成立于 1844 年，是目前世界上最大的精神病学组织，精神科医师会员人数已经超过35 000人。APA 的会员们为了精神障碍患者的保健和有效治疗而共同工作，其愿景是为社会提供可及的、高质量的精神病学诊断和治疗。APA 实践指南为精神疾病的评估和治疗提供了基于循证依据的推荐。APA 双相障碍指南是由一群活跃在临床实践中的精神科医师共同制定的。APA 双相障碍治疗指南第一版发布于 2002 年 4 月，2005 年出版了第二版，目前第三版正在修订中。

五、美国退伍军人事务部退伍军人健康管理局

Veterans Health Administration（VHA）；http：//www.healthquality.va.gov/index.asp

退伍军人健康管理局（VHA）是美国最大的一体化医疗护理系统，由 150 所医疗中心，将近 1400 家以社区为基础的门诊诊所、社区生活中心、退伍军人中心和退伍军人收容所组成。这些卫生保健机构及其所属的约53 000名独立卫生保健从业人员，每年为超过 800 万退伍军人提供综合的健康服务。自 20 世纪 90 年代初期起，VHA 就与美国国防部（DoD）以及其他领先的专业组织合作开发临床实践指南。2001 年，VHA 出版了第一版精神病患者治疗的临床实践指南，其目的是协助医疗服务提供者治疗所有精神卫生疾病，尤其是心境障碍。目前最新一版的成人双相障碍管理临床实践指南为 2010 年版，其目标是在循证的基础上对 2001 版指南进行修订。

六、英国国家卫生与临床优化研究所

National Institute for Health and Care Excellence（NICE）；https：//www.nice.org.uk/

英国国立卫生与临床优化研究所（NICE）最初建立于 1999 年，原名英国国立临床优化研究所，其总部位于伦敦和曼彻斯特，是一个非官方的公众组织（NDPB），其目标是为了改善卫生与社会保健而提供全国性的指导和建议。NICE 的各项指南和推荐都是由独立的委员会制定的。NICE 的双相障碍指南基于大量现有的循证依据，对儿童青少年和成人双相障碍的诊断、治疗和管理进行了推荐，这个指南适用于初级保健和二级保健服

务，也包括监狱医疗服务。

七、英国精神药理协会

British Association for Psychopharmacology（BAP）；http：//www. bap. org. uk

英国精神药理协会（BAP）成立于1974年，是欧洲最大的全国性协会，也是世界第二大全国性协会。BAP既是一个学术团体，也是一个慈善机构。BAP致力于促进精神药理学和相关领域的研究和教学工作，并且团结了科研学术、健康服务以及其他业内人士共同努力。BAP的双相障碍指南第一版发表于2003年。第二版发表于2009年，是对上一版本的重要修订。BAP指南基于广泛的循证证据，对双相障碍的治疗制定了范围和目标，以帮助临床医师做出更好的决策。

八、澳大利亚与新西兰皇家精神科医师学会

Royal Australian and New Zealand College of Psychiatrists（RANZCP）；https：//www. ranzcp. org/Home. aspx

澳大利亚与新西兰皇家精神科医师学会（RANZCP）的历史要回溯至1946年，当年澳大利亚精神科医师协会成立。RANZCP主要为澳大利亚和新西兰的精神科医师培训、教育提供服务。目前该学会成员数已经超过5000人。在澳大利亚和新西兰，精神科医师在从事临床实践前必须取得RANZCP的认证。RANZCP在澳大利亚国立精神卫生策略和新西兰健康基金会的支持下，制定了临床实践指南。该指南基于大量循证依据，对双相障碍不同疾病阶段提供了疾病管理推荐，其中特别强调多种心境稳定剂和心理治疗（例如认知治疗和心理教育）在双相障碍管理中的地位。

（陈　俊　整理）

附录 4

双相障碍相关评定量表

【量表 1】

心境障碍问卷（MDQ）

1	您是否曾经有一段时间与平时不一样，并且在那段时间里有下列表现（请√选）	是	否
(1)	您感到非常好或非常开心，但其他人认为与您平时的状态不一样，或者还由于这种特别开心、兴奋而带来麻烦？	□	□
(2)	您容易发脾气，经常大声指责别人、与别人争吵或打架？	□	□
(3)	您比平时更自信？	□	□
(4)	您睡觉比平时少，而且也不想睡？	□	□
(5)	您话比平时多，或说话速度比平时快？	□	□
(6)	您觉得脑子灵活、反应比平时快，或难以减慢您的思维？	□	□
(7)	您很容易被身边的事物分散注意力，难集中注意力或难专注于一项工作？	□	□
(8)	您的精力比平时好？	□	□
(9)	您比平时积极主动，或比平时做了更多的事情？	□	□
(10)	您比平时喜欢社交或外出，如在半夜仍给朋友打电话？	□	□
(11)	您的性欲比平时强？	□	□
(12)	您做了一些平时不会做的事情，别人认为那些事情有些过分、愚蠢或冒险？	□	□
(13)	您花钱太多，使自己或家庭陷入困境？	□	□

2. 如果您有过上述情况的两种或两种以上，这些情况是否同时期发生过？

□是□否

3. 上述情况对您影响有多严重（如不能工作，出现家庭、经济或法律问题，陷入争吵或打架中）？

□没影响□轻微影响□中度影响□严重影响

【量表2】

32项轻躁狂症状清单（HCL-32）

每个人在一生中的不同时期都会体验到精力、活力及情绪上的变化或波动（“高涨”与“低落”）。此问卷的目的是要评估您在“高涨”时期的特点。

请试着回忆当您处于“高涨”状态时，您那时的感觉如何？（不管您现在的状态如何，请您对下列所有的描述进行回答，请√选）

在“高涨”状态下：

	条　目	是	否
1	我需要的睡眠时间比平时少	□	□
2	我感觉比平时更有精力及活动增多	□	□
3	我比平时更自信	□	□
4	我更加喜欢工作	□	□
5	我社交活动增多（打电话比平时多、外出比平时多）	□	□
6	我想去旅行，而且旅行的确比平时多	□	□
7	我开车比平时快，或开车不顾危险	□	□
8	我花钱比平时多，或花了太多钱	□	□
9	在日常生活中，我比平时更冒险（在工作或在其他活动上）	□	□
10	我活动量增多（如体育运动等）	□	□
11	我有更多的打算，或计划更多的活动	□	□
12	我有更多的点子，或更具有创造力	□	□
13	我变得不害羞、不胆怯	□	□
14	我会穿颜色更加鲜艳的衣服，或打扮更时髦	□	□
15	我想和更多的人接触，或者的确接触了更多的人	□	□
16	我对“性”更感兴趣，或性欲增强	□	□
17	我更喜欢找异性聊天，或性活动比平时多	□	□
18	我比平时健谈	□	□
19	我思维更加敏捷	□	□
20	我讲话时会开更多的玩笑，或说更多双关语	□	□
21	我比平时容易分心	□	□
22	我会更多地尝试各种新事物	□	□
23	我的思绪经常从一个话题跳到另一个话题	□	□
24	我做事比平时快，或觉得更顺手	□	□
25	我更加没有耐心，或更容易生气	□	□
26	我令别人疲惫不堪，或更容易对别人发怒	□	□
27	我与他人的争吵增多	□	□
28	我的情绪变得高涨、更乐观	□	□
29	我喝咖啡比平时多	□	□
30	我抽烟比平时多	□	□
31	我喝酒比平时多	□	□
32	我比平时服用更多的药物（镇静剂、抗焦虑剂、兴奋剂等）	□	□

【量表3】

双相谱系诊断量表（BSDS）

指导语：在回答前，请先仔细阅读全文

1. 有些人注意到自己的心境和/或精力水平时常、明显地转换。________
2. 这些人注意到有时自己的心境和/或精力水平非常低，而另一些时候又非常高。________
3. 在“低落”的阶段，他们常觉得缺乏精力；需要躺在床上或需要增加睡眠；很少或没有动力去做他们需要做的事情。________
4. 在“低落”的阶段，他们的体重通常增加。________
5. 在“低落”的阶段，他们总是持续地感到忧伤、抑郁或总是伤心。________
6. 有时，在这些“低落”的阶段，他们感到绝望，或感到活着没意义，或甚至想自杀。________
7. 在“低落”的阶段，他们的工作或社交能力受损。________
8. 典型地，这种“低落”的阶段会持续数周，但有时仅持续几天。________
9. 有上述模式的人在心境波动之间会有一段正常心境的时期，在此期间他们觉得心境和精力水平“正好”，而且能力也没有损害。________
10. 随后，他们或许注意到心境和/或精力显著“转换”或感到显著波动。________
11. 他们的精力超出他们的正常水平，常常完成了许多平时无法做的事情。________
12. 有时，在“高涨”的阶段，他们会感觉精力过分充沛或心情过分好。________
13. 在“高涨”的阶段，有些人会感到易怒、暴躁或气势汹汹。________
14. 在“高涨”的阶段，有些人会同时从事太多的活动。________
15. 在“高涨”的阶段，有些人会花掉太多钱从而带来经济上的麻烦。________
16. 在“高涨”的阶段，他们会更加健谈、外出社交增加或性欲增强。________
17. 在“高涨”的阶段，有时，他们的行为变得古怪或惹恼别人。________
18. 在“高涨”的阶段，有时，这些人会与同事（或警察）发生冲突。________
19. 在“高涨”的阶段，有时，他们饮酒增多（或服用毒品）增多。________

在阅读完以上内容之后，请您选择下列其中一项：

□上述描述的内容和我的情况非常符合或几乎相同

□上述描述的内容和我的情况比较符合

□上述描述的内容和我的情况有些符合，但大多数方面不符合

□上述描述的内容和我的情况完全不一样

现在请回到表格的开始，并将与您本人相符合的条目勾出

（杨海晨　整理）

参 考 文 献

[1] Abrams R，Taylor MA. Importance of schizophrenic symptoms in the diagnosis of mania. Am J Psychiatry，1981，138（5）：658-661.

[2] Afflelou S，Auriacombe M，Cazenave M，et al. Administration of high dose levothyroxine in treatment of rapid cycling bipolar disorders. Review of the literature and initial therapeutic application apropos of 6 cases. Encephale，1997，23（3）：209-217.

[3] Ahn YM，Nam JY，Culver JL，et al. Lamotrigine plus quetiapine combination therapy in treatment-resistant bipolar depression. Ann Clin Psychiatry，2011，23（1）：17-24.

[4] Akhondzadeh S，Milajerdi MR，Amini H，et al. Allopurinol as an adjunct to lithium and haloperidol for treatment of patients with acute mania：a double-blind，randomized，placebo-controlled trial. Bipolar Disord，2006，8（5）：485-489.

[5] Akiskal HS，Walker P，Puzantian VR，et al. Bipolar outcome in the course of depressive illness. Phenomenologic，familial，and pharmacologic predictors. J Affect Disord，1983，5（2）：115-128.

[6] Amrollahi Z，Rezaei F，Salehi B，et al. Double-blind，randomized，placebo-controlled 6-week study on the efficacy and safety of the tamoxifen adjunctive to lithium in acute bipolar mania. J Affect Disord，2011，129（1-3）：327-331.

[7] Amsterdam JD，Luo L，Shults J. Efficacy and mood conversion rate during long-term fluoxetine v. lithium monotherapy in rapid- and non-rapid-cycling bipolar II disorder. Br J Psychiatry，2013，202（4）：301-306.

[8] Amsterdam JD，Shults J. Fluoxetine monotherapy of bipolar type II and

bipolar NOS major depression：a double-blind，placebo-substitution，continuation study. Int Clin Psychopharmacol，2005，20（5）：257–264.

[9] Amsterdam JD，Shults J. Comparison of fluoxetine，olanzapine，and combined fluoxetine plus olanzapine initial therapy of bipolar type I and type II major depression-lack of manic induction. J Affect Disord，2005，87（1）：121–130.

[10] Amsterdam JD，Shults J. Comparison of short-term venlafaxine versus lithium monotherapy for bipolar II major depressive episode：a randomized open-label study. J Clin Psychopharmacol，2008，28（2）：171–181.

[11] Amsterdam JD，Shults J. Efficacy and safety of long-term fluoxetine versus lithium monotherapy of bipolar II disorder：a randomized，double-blind，placebo-substitution study. Am J Psychiatry，2010，167（7）：792–800.

[12] Amsterdam JD，Shults J. Efficacy and mood conversion rate of short-term fluoxetine monotherapy of bipolar II major depressive episode. J Clin Psychopharmacol，2010，30（3）：306–311.

[13] Amsterdam JD，Shults J，Brunswick DJ，et al. Short-term fluoxetine monotherapy for bipolar type II or bipolar NOS major depression - low manic switch rate. Bipolar Disord，2004，6（1）：75–81.

[14] Amsterdam JD，Wang CH，Shwarz M，et al. Venlafaxine versus lithium monotherapy of rapid and non-rapid cycling patients with bipolar II major depressive episode：a randomized，parallel group，open-label trial. J Affect Disord，2009，112（1–3）：219–230.

[15] Amsterdam JD，Wang G，Shults J. Venlafaxine monotherapy in bipolar type II depressed patients unresponsive to prior lithium monotherapy. Acta Psychiatr Scand，2010，121（3）：201–208.

[16] Angst J，Gamma A，Benazzi F，et al. Toward a re-definition of subthreshold bipolarity：epidemiology and proposed criteria for bipolar-II，minor bipolar disorders and hypomania. J Affect Disord，2003，73（1–2）：133–146.

[17] American Psychiatric Association. Diagnostic and statistical manual of mental disorders. New York：American Psychiatric Publishing，2013.

[18] Appelberg BG，Syvälahti EK，Koskinen TE，et al. Patients with severe

depression may benefit from buspirone augmentation of selective serotonin reuptake inhibitors: results from a placebo-controlled, randomized, double-blind, placebo wash-in study. J Clin Psychiatry, 2001, 62 (6): 448-452.

[19] Artigas F. 5-HT and antidepressants: new views from microdialysis studies. Trends Pharmacol Sci, 1993, 14 (7): 262.

[20] Artigas F, Perez V, Alvarez E. Pindolol induces a rapid improvement of depressed patients treated with serotonin reuptake inhibitors. Arch Gen Psychiatry, 1994, 51 (3): 248-251.

[21] American Psychiatric Association. Practice guideline for the treatment of patients with bipolar disorder (revision). Am J Psychiatry, 2002, 159 (4 Suppl): 1-50.

[22] Astaneh AN, Rezaei O. Adjunctive treatment with gabapentin in bipolar patients during acute mania. Int J Psychiatry Med, 2012, 43 (3): 261-271.

[23] Axelson DA, Birmaher B, Strober MA, et al. Course of subthreshold bipolar disorder in youth: diagnostic progression from bipolar disorder not otherwise specified. J Am Acad Child Adolesc Psychiatry, 2011, 50 (10): 1001-1016.

[24] Azorin JM, Sapin C, Weiller E. Effect of asenapine on manic and depressive symptoms in bipolar I patients with mixed episodes: results from post hoc analyses. J Affect Disord, 2013, 145 (1): 62-69.

[25] Birmaher B, Axelson D, Strober M, et al. Comparison of manic and depressive symptoms between children and adolescents with bipolar spectrum disorders. Bipolar Disorder, 2009, 11 (1): 52-62.

[26] Badamgarav E, Weingarten SR, Henning JM, et al. Effectiveness of disease management programs in depression: a systematic review. Am J Psychiatry, 2003, 160 (12): 2080-2090.

[27] Bae SO, Kim MD, Lee JG, et al. Prevalence of bipolar spectrum disorder in Korean college students according to the K-MDQ. Neuropsychiatr Dis Treat, 2013, 9: 869-874.

[28] Bailine S, Fink M, Knapp R, et al. Electroconvulsive therapy is equally

effective in unipolar and bipolar depression. Acta Psychiatr Scand, 2010, 121 (6): 431–436.

[29] Baldaçara L, Sanches M, Cordeiro DC, et al. Rapid tranquilization for agitated patients in emergency psychiatric rooms: a randomized trial of olanzapine, ziprasidone, haloperidol plus promethazine, haloperidol plus midazolam and haloperidol alone. Rev Bras Psiquiatr, 2011, 33 (1): 30–39.

[30] Baldessarini RJ, Faedda GL, Offidani E, et al. Antidepressant-associated mood-switching and transition from unipolar major depression to bipolar disorder: a review. J Affect Disord, 2013, 148 (1): 129–135.

[31] Baldessarini RJ, Tondo L. Suicidal risks during treatment of bipolar disorder patients with lithium versus anticonvulsants. Pharmacopsychiatry, 2009, 42 (2): 72–75.

[32] Baldessarini RJ, Vázquez G, Tondo L. Treatment of cyclothymic disorder: commentary. Psychother Psychosom, 2011, 80 (3): 131–135.

[33] Barnes E, Simpson S, Griffiths E, et al. Developing an online psychoeducation package for bipolar disorder. J Ment Health, 2011, 20 (1): 21–31.

[34] Battaglia J. Pharmacological management of acute agitation. Drugs, 2005, 65 (9): 1207–1222.

[35] Bauer MS, McBride L, Williford WO, et al. Collaborative care for bipolar disorder: part I. Intervention and implementation in a randomized effectiveness trial. Psychiatr Serv, 2006, 57 (7): 927–936.

[36] Bauer MS, Whybrow PC, Winokur A. Rapid cycling bipolar affective disorder. I. Association with grade I hypothyroidism. Arch Gen Psychiatry, 1990, 47 (5): 427–432.

[37] Behzadi AH, Omrani Z, Chalian M, et al. Folic acid efficacy as an alternative drug added to sodium valproate in the treatment of acute phase of mania in bipolar disorder: a double-blind randomized controlled trial. Acta Psychiatr Scand, 2009, 120 (6): 441–445.

[38] Berman RM, Darnell AM, Miller HL, et al. Effect of pindolol in hastening response to fluoxetine in the treatment of major depression: a

double-blind, placebo-controlled trial. Am J Psychiatry, 1997, 154 (1): 37-43.

[39] Berwaerts J, Lane R, Nuamah IF, et al. Paliperidone extended-release as adjunctive therapy to lithium or valproate in the treatment of acute mania: a randomized, placebo-controlled study. J Affect Disord, 2011, 129 (1-3): 252-260.

[40] Berwaerts J, Xu H, Nuamah I, et al. Evaluation of the efficacy and safety of paliperidone extended-release in the treatment of acute mania: a randomized, double-blind, dose-response study. J Affect Disord, 2012 136 (1-2): e51-e60.

[41] Beynon S, Soares-Weiser K, Woolacott N, et al. Pharmacological interventions for the prevention of relapse in bipolar disorder: a systematic review of controlled trials. J Psychopharmacol, 2009, 23 (5): 574-591.

[42] Bhagwagar Z, Goodwin GM. Role of mood stabilizers in bipolar disorder. Expert Rev Neurother, 2002, 2 (2): 239-248.

[43] Biederman J, Joshi G, Mick E, et al. A prospective open-label trial of lamotrigine monotherapy in children and adolescents with bipolar disorder. CNS Neurosci Ther, 2010, 16 (2): 91-102.

[44] Biederman J, Mick E, Faraone SV, et al. Pediatric mania: a developmental subtype of bipolar disorder? Biol Psychiatry, 2000, 48 (6): 458-466.

[45] Bieniek SA, Ownby RL, Penalver A, et al. A double-blind study of lorazepam versus the combination of haloperidol and lorazepam in managing agitation. Pharmacotherapy, 1998, 18 (1): 57-62.

[46] Birmaher B, Axelson D, Goldstein B, et al. Four-year longitudinal course of children and adolescents with bipolar spectrum disorders: the Course and Outcome of Bipolar Youth (COBY) study. Am J Psychiatry, 2009, 166 (7): 795-804.

[47] Bisol LW, Lara DR. Low-dose quetiapine for patients with dysregulation of hyperthymic and cyclothymic temperaments. J Psychopharmacol, 2010, 24 (3): 421-424.

[48] Black DW, Winokur G, Nasrallah A. ECT in Unipolar and Bipolar

Disorders: A Naturalistic Evaluation of 460 Patients. Convuls Ther, 1986, 2 (4): 231-237.

[49] Bobo WV, Epstein RA, Lynch A, et al. A randomized open comparison of long-acting injectable risperidone and treatment as usual for prevention of relapse, rehospitalization, and urgent care referral in community-treated patients with rapid cycling bipolar disorder. Clin Neuropharmacol, 2011, 34 (6): 224-233.

[50] Bobo WV, Epstein RA, Shelton RC. Olanzapine monotherapy for acute depression in patients with bipolar I or II disorder: results of an 8-week open label trial. Hum Psychopharmacol, 2010, 25 (1): 30-36.

[51] Bond DJ, Lam RW, Yatham LN. Divalproex sodium versus placebo in the treatment of acute bipolar depression: a systematic review and meta-analysis. J Affect Disord, 2010, 124 (3): 228-234.

[52] Bond DJ, Noronha MM, Kauer-Sant'Anna M, et al. Antidepressant-associated mood elevations in bipolar II disorder compared with bipolar I disorder and major depressive disorder: a systematic review and meta-analysis. J Clin Psychiatry, 2008, 69 (10): 1589-1601.

[53] Bora E, Fornito A, Yücel M, et al. Voxelwise meta-analysis of gray matter abnormalities in bipolar disorder. Biol Psychiatry, 2010, 67 (11): 1097-1105.

[54] Bouwer C, Stein DJ. Buspirone is an effective augmenting agent of serotonin selective re-uptake inhibitors in severe treatment-refractory depression. S Afr Med J, 1997, 87 (4 Suppl): 534-537, 540.

[55] Bowden C, Göğlüş A, Grunze H, et al. A 12-week, open, randomized trial comparing sodium valproate to lithium in patients with bipolar I disorder suffering from a manic episode. Int Clin Psychopharmacol, 2008, 23 (5): 254-262.

[56] Bowden CL, Calabrese JR, McElroy SL, et al. A randomized, placebo-controlled 12-month trial of divalproex and lithium in treatment of outpatients with bipolar I disorder. Divalproex Maintenance Study Group. Arch Gen Psychiatry, 2000, 57 (5): 481-489.

[57] Bowden CL, Calabrese JR, Sachs G, et al. A placebo-controlled 18-

month trial of lamotrigine and lithium maintenance treatment in recently manic or hypomanic patients with bipolar I disorder. Arch Gen Psychiatry, 2003, 60 (4): 392-400.

[58] Bowden CL, Grunze H, Mullen J, et al. A randomized, double-blind, placebo-controlled efficacy and safety study of quetiapine or lithium as monotherapy for mania in bipolar disorder. J Clin Psychiatry, 2005, 66 (1): 111-121.

[59] Bowden CL, Karayal ON, Schwartz JH, et al. Characterizing relapse prevention in bipolar disorder with adjunctive ziprasidone: clinical and methodological implications. J Affect Disord, 2013, 144 (1-2): 171-175.

[60] Bowden CL, Mosolov S, Hranov L, et al. Efficacy of valproate versus lithium in mania or mixed mania: a randomized, open 12-week trial. Int Clin Psychopharmacol, 2010, 25 (2): 60-67.

[61] Bowden CL, Singh V. Lamotrigine (Lamictal IR) for the treatment of bipolar disorder. Expert Opin Pharmacother, 2012, 13 (17): 2565-2571.

[62] Bowden CL, Singh V, Weisler R, et al. Lamotrigine vs. lamotrigine plus divalproex in randomized, placebo-controlled maintenance treatment for bipolar depression. Acta Psychiatr Scand, 2012, 126 (5): 342-350.

[63] Bowden CL, Swann AC, Calabrese JR, et al. A randomized, placebo-controlled, multicenter study of divalproex sodium extended release in the treatment of acute mania. J Clin Psychiatry, 2006, 67 (10): 1501-1510.

[64] Breuss M, Heng JI, Poirier K, et al. Mutations in the beta-tubulin gene TUBB5 cause microcephaly with structural brain abnormalities. Cell Rep, 2012, 2 (6): 1554-1562.

[65] Brietzke E, Mansur RB, Soczynska JK, et al. Towards a multifactorial approach for prediction of bipolar disorder in at risk populations. J Affect Disord, 2012, 140 (1): 82-91.

[66] Brook S, Lucey JV, Gunn KP. Intramuscular ziprasidone compared with intramuscular haloperidol in the treatment of acute psychosis. Ziprasidone

I. M. Study Group. J Clin Psychiatry, 2000, 61 (12): 933-941.

[67] Brown E, Dunner DL, McElroy SL, et al. Olanzapine/fluoxetine combination vs. lamotrigine in the 6-month treatment of bipolar I depression. Int J Neuropsychopharmacol, 2009, 12 (6): 773-782.

[68] Brown EB, McElroy SL, Keck PE Jr, et al. A 7-week, randomized, double-blind trial of olanzapine/fluoxetine combination versus lamotrigine in the treatment of bipolar I depression. J Clin Psychiatry, 2006, 67 (7): 1025-1033.

[69] Brown ES, Garza M, Carmody TJ. A randomized, double-blind, placebo-controlled add-on trial of quetiapine in outpatients with bipolar disorder and alcohol use disorders. J Clin Psychiatry, 2008, 69 (5): 701-705.

[70] Bulut M, Bez Y, Kaya MC, et al. Electroconvulsive therapy for mood disorders in pregnancy. JECT, 2013, 29 (2): e19-e20.

[71] Calabrese JR, Bowden CL, Sachs G, et al. A placebo-controlled 18-month trial of lamotrigine and lithium maintenance treatment in recently depressed patients with bipolar I disorder. J Clin Psychiatry, 2003, 64 (9): 1013-1024.

[72] Calabrese JR, Huffman RF, White RL, et al. Lamotrigine in the acute treatment of bipolar depression: results of five double-blind, placebo-controlled clinical trials. Bipolar Disord, 2008, 10 (2): 323-333.

[73] Calabrese JR, Keck PE Jr, Macfadden W, et al. A randomized, double-blind, placebo-controlled trial of quetiapine in the treatment of bipolar I or II depression. Am J Psychiatry, 2005, 162 (7): 1351-1360.

[74] Calabrese JR, Ketter TA, Youakim JM, et al. Adjunctive armodafinil for major depressive episodes associated with bipolar I disorder: a randomized, multicenter, double-blind, placebo-controlled, proof-of-concept study. J Clin Psychiatry, 2010, 71 (10): 1363-1370.

[75] Calabrese JR, Suppes T, Bowden CL, et al. A double-blind, placebo-controlled, prophylaxis study of lamotrigine in rapid-cycling bipolar disorder. Lamictal 614 Study Group. J Clin Psychiatry, 2000, 61 (11): 841-850.

[76] Carlson BX, Ketter TA, Sun W, et al. Aripiprazole in combination with

lamotrigine for the long-term treatment of patients with bipolar I disorder (manic or mixed): a randomized, multicenter, double-blind study (CN138-392). Bipolar Disord, 2012, 14 (1): 41-53.

[77] Cassidy F, Yatham LN, Berk M, et al. Pure and mixed manic subtypes: a review of diagnostic classification and validation. Bipolar Disord, 2008, 10 (1 Pt 2): 131-143.

[78] Castle D, White C, Chamberlain J, et al. Group-based psychosocial intervention for bipolar disorder: randomised controlled trial. Br J Psychiatry, 2010, 196 (5): 383-388.

[79] Centorrino F, Meyers AL, Ahl J, et al. An observational study of the effectiveness and safety of intramuscular olanzapine in the treatment of acute agitation in patients with bipolar mania or schizophrenia/schizoaffective disorder. Hum Psychopharmacol, 2007, 22 (7): 455-462.

[80] Cerimele JM, Chwastiak LA, Dodson S, et al. The prevalence of bipolar disorder in general primary care samples: a systematic review. Gen Hosp Psychiatry, 2014, 36 (1): 19-25.

[81] Chandrasena R, Dvoráková D, Lee SI, et al. Intramuscular olanzapine vs. intramuscular short-acting antipsychotics: safety, tolerability and the switch to oral antipsychotic medication in patients with schizophrenia or acute mania. Int J Clin Pract, 2009, 63 (8): 1249-1258.

[82] Chang K, Saxena K, Howe M. An open-label study of lamotrigine adjunct or monotherapy for the treatment of adolescents with bipolar depression. J Am Acad Child Adolesc Psychiatry, 2006, 45 (3): 298-304.

[83] Chen YC, Kao CF, Lu MK, et al. The relationship of family characteristics and bipolar disorder using causal-pie models. Eur Psychiatry, 2014, 29 (1): 36-43.

[84] Chen YW, Dilsaver SC. Comorbidity of panic disorder in bipolar illness: evidence from the Epidemiologic Catchment Area Survey. Am J Psychiatry, 1995, 152 (2): 280-282.

[85] Chengappa KN, Kambhampati RK, Perkins K, et al. Bupropion sustained release as a smoking cessation treatment in remitted depressed patients

maintained on treatment with selective serotonin reuptake inhibitor antidepressants. J Clin Psychiatry, 2001, 62 (7): 503-508.

[86] Chiesa A, Chierzi F, De Ronchi D, et al. Quetiapine for bipolar depression: a systematic review and meta-analysis. Int Clin Psychopharmacol, 2012, 27 (2): 76-90.

[87] Chitty KM, Lagopoulos J, Lee RS, et al. A systematic review and meta-analysis of proton magnetic resonance spectroscopy and mismatch negativity in bipolar disorder. Eur Neuropsychopharmacol, 2013, 23 (11): 1348-1363.

[88] Chouinard G, Annable L, Turnier L, et al. A double-blind randomized clinical trial of rapid tranquilization with I. M. clonazepam and I. M. haloperidol in agitated psychotic patients with manic symptoms. Can J Psychiatry, 1993, 38 Suppl 4: S114-S121.

[89] Cipriani A, Barbui C, Salanti G, et al. Comparative efficacy and acceptability of antimanic drugs in acute mania: a multiple-treatments meta-analysis. Lancet, 2011, 378 (9799): 1306-1315.

[90] Cipriani A, Hawton K, Stockton S, et al. Lithium in the prevention of suicide in mood disorders: updated systematic review and meta-analysis. BMJ, 2013, 346: f3646.

[91] Cipriani A, Reid K, Young AH, et al. Valproic acid, valproate and divalproex in the maintenance treatment of bipolar disorder. Cochrane Database Syst Rev, 2013, 10: CD003196.

[92] Cipriani A, Rendell J, Geddes JR. Olanzapine in the long-term treatment of bipolar disorder: a systematic review and meta-analysis. J Psychopharmacol, 2010, 24 (12): 1729-1738.

[93] Cohen D, Taieb O, Flament M, et al. Absence of cognitive impairment at long-term follow-up in adolescents treated with ECT for severe mood disorder. Am J Psychiatry, 2000, 157 (3): 460-462.

[94] Collins PY, Patel V, Joestl SS, et al. Grand challenges in global mental health. Nature, 2011, 475 (7354): 27-30.

[95] Colom F, Vieta E, Sánchez-Moreno J, et al. Group psychoeducation for stabilised bipolar disorders: 5-year outcome of a randomised clinical trial.

Br J Psychiatry, 2009, 194 (3): 260-265.

[96] Conus P, Macneil C, McGorry PD. Public health significance of bipolar disorder: implications for early intervention and prevention. Bipolar Disord, 2014, 16 (5): 548-656.

[97] Convit A. Obesity is associated with structural and functional brain abnormalities: where do we go from here? Psychosom Med, 2012, 74 (7): 673-674.

[98] Correll CU, Sheridan EM, DelBello MP. Antipsychotic and mood stabilizer efficacy and tolerability in pediatric and adult patients with bipolar I mania: a comparative analysis of acute, randomized, placebo-controlled trials. Bipolar Disord, 2010, 12 (2): 116-141.

[99] Cruz N, Sanchez-Moreno J, Torres F, et al. Efficacy of modern antipsychotics in placebo-controlled trials in bipolar depression: a meta-analysis. Int J Neuropsychopharmacol, 2010, 13 (1): 5-14.

[100] Currier GW, Chou JC, Feifel D, et al. Acute treatment of psychotic agitation: a randomized comparison of oral treatment with risperidone and lorazepam versus intramuscular treatment with haloperidol and lorazepam. J Clin Psychiatry, 2004, 65 (3): 386-394.

[101] 曹连元，杨甫德，苏中华. 社区精神病学. 北京：人民卫生出版社，2009.

[102] Daniel DG, Potkin SG, Reeves KR, et al. Intramuscular (IM) ziprasidone 20 mg is effective in reducing acute agitation associated with psychosis: a double-blind, randomized trial. Psychopharmacology (Berl), 2001, 155 (2): 128-134.

[103] Davis LL, Bartolucci A, Petty F. Divalproex in the treatment of bipolar depression: a placebo-controlled study. J Affect Disord, 2005, 85 (3): 259-266.

[104] De Peri L, Crescini A, Deste G, et al. Brain structural abnormalities at the onset of schizophrenia and bipolar disorder: a meta-analysis of controlled magnetic resonance imaging studies. Curr Pharm Des, 2012, 18 (4): 486-494.

[105] Delaloye C, Moy G, de Bilbao F, et al. Longitudinal analysis of cognitive

performances and structural brain changes in late-life bipolar disorder. Int J Geriatr Psychiatry, 2011, 26 (12): 1309-1318.

[106] Delbello MP, Findling RL, Kushner S, et al. A pilot controlled trial of topiramate for mania in children and adolescents with bipolar disorder. J Am Acad Child Adolesc Psychiatry, 2005, 44 (6), 539-547.

[107] DelBello MP, Chang K, Welge JA, et al. A double-blind, placebo-controlled pilot study of quetiapine for depressed adolescents with bipolar disorder. Bipolar Disord, 2009, 11 (5): 483-493.

[108] DelBello MP, Hanseman D, Adler CM, et al. Twelve-month outcome of adolescents with bipolar disorder following first hospitalization for a manic or mixed episode. Am J Psychiatry, 2007, 164 (4): 582-590.

[109] Delbello MP, Schwiers ML, Rosenberg HL, et al. A double-blind, randomized, placebo-controlled study of quetiapine as adjunctive treatment for adolescent mania. J Am Acad Child Adolesc Psychiatry, 2002, 41 (10): 1216-1223.

[110] Dell'Osso B, Mundo E, D'Urso N, et al. Augmentative repetitive navigated transcranial magnetic stimulation (rTMS) in drug-resistant bipolar depression. Bipolar Disord, 2009, 11 (1): 76-81.

[111] Demeter CA, Youngstrom EA, Carlson GA, et al. Age differences in the phenomenology of pediatric bipolar disorder. J Affect Disord, 2013, 147 (1-3): 295-303.

[112] Dierckx B, Heijnen WT, van den Broek WW, et al. Efficacy of electroconvulsive therapy in bipolar versus unipolar major depression: a meta-analysis. Bipolar Disord, 2012, 14 (2): 146-150.

[113] Dubovsky SL. Rapid cycling bipolar disease: new concepts and treatments. Curr Psychiatry Rep, 2001, 3 (6): 451-462.

[114] Dusetzina SB, Weinberger M, Gaynes BN, et al. Prevalence of bipolar disorder diagnoses and psychotropic drug therapy among privately insured children and adolescents. Pharmacotherapy, 2012, 32 (12): 1085-1094.

[115] 段艳平，司天梅. 双相障碍前驱症状的研究进展. 中华精神科杂志，2013, 46 (5): 311-313.

[116] Ellison-Wright I, Bullmore E. Anatomy of bipolar disorder and schizophrenia: a meta-analysis. Schizophr Res, 2010, 117 (1): 1-12.

[117] El-Mallakh RS, Marcus R, Baudelet C, et al. A 40-week double-blind aripiprazole versus lithium follow-up of a 12-week acute phase study (total 52 weeks) in bipolar I disorder. J Affect Disord, 2012, 136 (3): 258-266.

[118] El-Mallakh RS, Salem MR, Chopra A, et al. A blinded, randomized comparison of immediate-release and extended-release carbamazepine capsules in manic and depressed bipolar subjects. Ann Clin Psychiatry, 2010, 22 (1): 3-8.

[119] El-Mallakh RS, Salem MR, Chopra AS, et al. Adverse event load in bipolar participants receiving either carbamazepine immediate-release or extended-release capsules: a blinded, randomized study. Int Clin Psychopharmacol, 2009, 24 (3): 145-149.

[120] Fakra E, Kaladjian A, Da Fonseca D, et al. Prodromal phase in bipolar disorder. Encephale, 2010, 36 Supp 1: S8-S12.

[121] Fava GA, Rafanelli C, Tomba E, et al. The sequential combination of cognitive behavioral treatment and well-being therapy in cyclothymic disorder. Psychother Psychosom, 2011, 80 (3): 136-143.

[122] Feifel D, Galangue B, Macdonald K, et al. A Naturalistic, Single-blind Comparison of Rapid Dose Administration of Divalproex ER Versus Quetiapine in Patients with Acute Bipolar Mania. Innov Clin Neurosci, 2011, 8 (1): 29-35.

[123] Findling RL, Cavuş I, Pappadopulos E, et al. Efficacy, long-term safety, and tolerability of ziprasidone in children and adolescents with bipolar disorder. J Child Adolesc Psychopharmacol, 2013, 23 (8): 545-557.

[124] Findling RL, Gracious BL, McNamara NK, et al. Rapid, continuous cycling and psychiatric co-morbidity in pediatric bipolar I disorder. Bipolar Disord, 2001, 3 (4): 202-210.

[125] Findling RL, Kafantaris V, Pavuluri M, et al. Dosing strategies for lithium monotherapy in children and adolescents with bipolar I disorder. J Child Adolesc Psychopharmacol, 2011, 21 (3): 195-205.

[126] Findling RL, Nyilas M, Forbes RA, et al. Acute treatment of pediatric bipolar I disorder, manic or mixed episode, with aripiprazole: a randomized, double-blind, placebo-controlled study. J Clin Psychiatry, 2009, 70 (10): 1441-1451.

[127] First MB, Williams JB, Spitzer RL. Structured Clinical Interview for DSM-IV Axis I Disorders. New York: American Psychiatric Publishing, 1996.

[128] Fornaro M, Martino M, De Pasquale C, et al. The argument of antidepressant drugs in the treatment of bipolar depression: mixed evidence or mixed states? Expert Opin Pharmacother, 2012, 13 (14): 2037-2051.

[129] Foster S, Kessel J, Berman ME, et al. Efficacy of lorazepam and haloperidol for rapid tranquilization in a psychiatric emergency room setting. Int Clin Psychopharmacol, 1997, 12 (3): 175-179.

[130] Fountoulakis KN, Gonda X, Vieta E, et al. Treatment of psychotic symptoms in bipolar disorder with aripiprazole monotherapy: a meta-analysis. Ann Gen Psychiatry, 2009, 8: 27.

[131] Fountoulakis KN, Kontis D, Gonda X, et al. Treatment of mixed bipolar states. Int J Neuropsychopharmacol, 2012. 15 (7): 1015-1026.

[132] Fountoulakis KN, Gonda X, Vieta E. Aripiprazole monotherapy in the treatment of bipolar disorder: a meta-analysis. J Affect Disord, 2011, 133 (3): 361-370.

[133] Freeman MP, Freeman SA, McElroy SL. The comorbidity of bipolar and anxiety disorders: prevalence, psychobiology, and treatment issues. J Affect Disord, 2002, 68 (1): 1-23.

[134] Freeman MP, Smith KW, Freeman SA, et al. The impact of reproductive events on the course of bipolar disorder in women. J Clin Psychiatry, 2002, 63 (4): 284-287.

[135] Frye MA, Salloum IM. Bipolar disorder and comorbid alcoholism: prevalence rate and treatment considerations. Bipolar Disord, 2006, 8 (6): 677-685.

[136] 方贻儒, 刘铁榜. 双相障碍抑郁发作药物治疗专家建议. 中国神经精

神疾病杂志，2013，39（7）：79-84.

[137] 方贻儒，汪作为. 双相障碍临床研究现状与趋势. 上海精神医学，2011，23（1）：12-16.

[138] Gao K，Kemp DE，Wang Z，et al. Predictors of non-stabilization during the combination therapy of lithium and divalproex in rapid cycling bipolar disorder：a post-hoc analysis of two studies. Psychopharmacol Bull，2010，43（1）：23-38.

[139] Garza-Treviño ES，Hollister LE，Overall JE，et al. Efficacy of combinations of intramuscular antipsychotics and sedative-hypnotics for control of psychotic agitation. Am J Psychiatry，1989，146（12）：1598-1601.

[140] Gaudiano BA，Weinstock LM，Miller IW. Improving treatment adherence in bipolar disorder：a review of current psychosocial treatment efficacy and recommendations for future treatment development. Behav Modif，2008，32（3）：267-301.

[141] Gaynor ST，Weersing VR，Kolko DJ，et al. The prevalence and impact of large sudden improvements during adolescent therapy for depression：a comparison across cognitive-behavioral，family，and supportive therapy. J Consult Clin Psychol，2003，71（2）：386-393.

[142] Geddes JR，Burgess S，Hawton K，et al. Long-term lithium therapy for bipolar disorder：systematic review and meta-analysis of randomized controlled trials. Am J Psychiatry，2004，161（2）：217-222.

[143] Geddes JR，Calabrese JR，Goodwin GM. Lamotrigine for treatment of bipolar depression：independent meta-analysis and meta-regression of individual patient data from five randomised trials. Br J Psychiatry，2009，194（1）：4-9.

[144] Geddes JR，Goodwin GM，Rendell J，et al. Lithium plus valproate combination therapy versus monotherapy for relapse prevention in bipolar I disorder（BALANCE）：a randomised open-label trial. Lancet，2010，375（9712）：385-395.

[145] Geddes JR，Miklowitz DJ. Treatment of bipolar disorder. Lancet，2013，381（9878）：1672-1682.

[146] Geller B, Luby JL, Joshi P, et al. A randomized controlled trial of risperidone, lithium, or divalproex sodium for initial treatment of bipolar I disorder, manic or mixed phase, in children and adolescents. Arch Gen Psychiatry, 2012, 69 (5): 515-528.

[147] Geller B, Tillman R, Bolhofner K, et al. Child bipolar I disorder: prospective continuity with adult bipolar I disorder, characteristics of second and third episodes, predictors of 8-year outcome. Arch Gen Psychiatry, 2008, 65 (10): 1125-1133.

[148] Geller B, Williams M, Zimerman B, et al. Prepubertal and early adolescent bipolarity differentiate from ADHD by manic symptoms, grandiose delusions, ultra-rapid or ultradian cycling. J Affect Disord, 1998, 51 (2): 81-91.

[149] Geller B, Zimerman B, Williams M, et al. Diagnostic characteristics of 93 cases of a prepubertal and early adolescent bipolar disorder phenotype by gender, puberty and comorbid attention deficit hyperactivity disorder. J Child Adolesc Psychopharmacol, 2000, 10 (3): 157-164.

[150] Geller B, Zimerman B, Williams M, et al. DSM-IV mania symptoms in a prepubertal and early adolescent bipolar disorder phenotype compared to attention-deficit hyperactive and normal controls. J Child Adolesc Psychopharmacol, 2002, 12 (1): 11-25.

[151] Geoffroy PA, Leboyer M, Scott J. Predicting bipolar disorder: What can we learn from prospective cohort studies? Encephale, 2013, 13 (13): 163-172.

[152] George EL, Miklowitz DJ, Richards JA, et al. The comorbidity of bipolar disorder and axis II personality disorders: prevalence and clinical correlates. Bipolar Disord, 2003, 5 (2): 115-122.

[153] Geretsegger C, Bitterlich W, Stelzig R, et al. Paroxetine with pindolol augmentation: a double-blind, randomized, placebo-controlled study in depressed in-patients. Eur Neuropsychopharmacol, 2008, 18 (2): 141-146.

[154] Ghaemi SN. Treatment of rapid-cycling bipolar disorder: are antidepressants mood destabilizers? Am J Psychiatry, 2008, 165 (3):

300–302.

[155] Ghaemi SN, Gilmer WS, Goldberg JF, et al. Divalproex in the treatment of acute bipolar depression: a preliminary double-blind, randomized, placebo-controlled pilot study. J Clin Psychiatry, 2007, 68 (12): 1840–1844.

[156] Gijsman HJ, Geddes JR, Rendell JM, et al. Antidepressants for bipolar depression: a systematic review of randomized, controlled trials. Am J Psychiatry, 2004, 161 (9): 1537–1547.

[157] Gildengers AG, Mulsant BH, Al Jurdi RK, et al. The relationship of bipolar disorder lifetime duration and vascular burden to cognition in older adults. Bipolar Disord, 2010, 12 (8): 851–858.

[158] Gildengers AG, Mulsant BH, Begley A, et al. The longitudinal course of cognition in older adults with bipolar disorder. Bipolar Disord, 2009, 11 (7): 744–752.

[159] Gildengers AG, Whyte EM, Drayer RA, et al. Medical burden in late-life bipolar and major depressive disorders. Am J Geriatr Psychiatry, 2008, 16 (3): 194–200.

[160] Goikolea JM, Colom F, Torres I, et al. Lower rate of depressive switch following antimanic treatment with second-generation antipsychotics versus haloperidol. J Affect Disord, 2013, 144 (3): 191–198.

[161] Goldberg JF, Bowden CL, Calabrese JR, et al. Six-month prospective life charting of mood symptoms with lamotrigine monotherapy versus placebo in rapid cycling bipolar disorder. Biol Psychiatry, 2008, 63 (1): 125–130.

[162] Goldstein BI, Birmaher B, Axelson DA, et al. Preliminary findings regarding overweight and obesity in pediatric bipolar disorder. J Clin Psychiatry, 2008, 69 (12): 1953–1959.

[163] Goldstein TR, Axelson DA, Birmaher B, et al. Dialectical behavior therapy for adolescents with bipolar disorder: a 1-year open trial. J Am Acad Child Adolesc Psychiatry, 2007, 46 (7): 820–830.

[164] Goldstein TR, Fersch-Podrat R, Axelson DA, et al. Early intervention for adolescents at high risk for the development of bipolar disorder: pilot study of Interpersonal and Social Rhythm Therapy (IPSRT).

Psychotherapy (Chic), 2014, 51 (1): 180–189.

[165] Goldstein TR, Fersch-Podrat RK, Rivera M, et al. Dialectical Behavior Therapy (DBT) for Adolescents with Bipolar Disorder: Results from a Pilot Randomized Trial. J Child Adolesc Psychopharmacol, 2015, 25 (2): 140–149.

[166] Gomes BC, Abreu LN, Brietzke E, et al. A randomized controlled trial of cognitive behavioral group therapy for bipolar disorder. Psychother Psychosom, 2011, 80 (3): 144–150.

[167] González-Pinto A, Aldama A, Mosquera F, et al. Epidemiology, diagnosis and management of mixed mania. CNS Drugs, 2007, 21 (8): 611–626.

[168] González-Pinto A, Barbeito S, Alonso M, et al. Poor long-term prognosis in mixed bipolar patients: 10-year outcomes in the Vitoria prospective naturalistic study in Spain. J Clin Psychiatry, 2011, 72 (5): 671–676.

[169] Gonzalez-Pinto A, Vieta E, Reed C, et al. Effectiveness of olanzapine monotherapy and olanzapine combination treatment in the long term following acute mania-results of a two year observational study in bipolar disorder (EMBLEM). J Affect Disord, 2011, 131 (1–3): 320–329.

[170] Goodwin FK. Anticonvulsant therapy and suicide risk in affective disorders. J Clin Psychiatry, 1999, 60 Suppl 2: 89–93.

[171] Goodwin FK, Jamison KR. Manic-Depressive illness. New York: Oxford University Press, 1990.

[172] Goodwin FK, Jamison KR. Manic-Depression Illness: Bipolar Disorder and Recurrent Depression. New York Oxford University Press, 2007.

[173] Goodwin GM, Consensus Group of the British Association for Psychopharmacology. Evidence-based guidelines for treating bipolar disorder: revised second edition-recommendations from the British Association for Psychopharmacology. J Psychopharmacol, 2009, 23 (4): 346–388.

[174] Gore FM, Bloem PJ, Patton GC, et al. Global burden of disease in young people aged 10 – 24 years: a systematic analysis. Lancet, 2011, 377 (9783): 2093–2102.

[175] Gregory VL Jr. Cognitive-behavioral therapy for depression in bipolar disorder: a meta-analysis. J Evid Based Soc Work, 2010, 7 (4): 269-279.

[176] Grunze H, Kasper S, Goodwin G, et al. The World Federation of Societies of Biological Psychiatry (WFSBP) guidelines for the biological treatment of bipolar disorders, part III: maintenance treatment. World J Biol Psychiatry, 2004, 5 (3): 120-135.

[177] Grunze H, Vieta E, Goodwin GM, et al. The World Federation of Societies of Biological Psychiatry (WFSBP) Guidelines for the Biological Treatment of Bipolar Disorders: Update 2010 on the treatment of acute bipolar depression. World J Biol Psychiatry, 2010, 11 (2): 81-109.

[178] Grunze H, Walden J, Wolf R, et al. Combined treatment with lithium and nimodipine in a bipolar I manic syndrome. Prog Neuropsychopharmacol Biol Psychiatry, 1996, 20 (3): 419-426.

[179] Haas M, Delbello MP, Pandina G, et al. Risperidone for the treatment of acute mania in children and adolescents with bipolar disorder: a randomized, double-blind, placebo-controlled study. Bipolar Disord, 2009, 11 (7): 687-700.

[180] Hamrin V, Bailey K. Gabapentin and methylphenidate treatment of a preadolescent with attention deficit hyperactivity disorder and bipolar disorder. J Child Adolesc Psychopharmacol, 2001, 11 (3): 301-309.

[181] Hantouche EG, Akiskal HS, Lancrenon S, et al. Systematic clinical methodology for validating bipolar-II disorder: data in mid-stream from a French national multi-site study (EPIDEP). J Affect Disord, 1998, 50 (2-3): 163-173.

[182] Harvey KV, Balon R. Augmentation with buspirone: a review. Ann Clin Psychiatry, 1995, 7 (3): 143-147.

[183] Hayakawa YK, Sasaki H, Takao H, et al. Structural brain abnormalities in women with subclinical depression, as revealed by voxel-based morphometry and diffusion tensor imaging. J Affect Disord, 2013, 144 (3): 263-268.

[184] Hayes J, Prah P, Nazareth I, et al. Prescribing trends in bipolar

disorder: cohort study in the United Kingdom THIN primary care database 1995–2009. PLoS One, 2011, 6 (12): e28725.

[185] Hirschfeld RM, Bowden CL, Vigna NV, et al. A randomized, placebo-controlled, multicenter study of divalproex sodium extended-release in the acute treatment of mania. J Clin Psychiatry, 2010, 71 (4): 426–432.

[186] Hirschfeld RM, L Lewis, LA Vornik. Perceptions and impact of bipolar disorder: how far have we really come? Results of the national depressive and manic-depressive association 2000 survey of individuals with bipolar disorder. J Clin Psychiatry, 2003, 64 (2): 161–174.

[187] Hizli Sayar G, Eryilmaz G, Semieoğllu S, et al. Influence of valproate on the required dose of propofol for anesthesia during electroconvulsive therapy of bipolar affective disorder patients. Neuropsychiatr Dis Treat, 2014, 10: 433–438.

[188] Hlastala SA, Kotler JS, McClellan JM, et al. Interpersonal and social rhythm therapy for adolescents with bipolar disorder: treatment development and results from an open trial. Depress Anxiety, 2010, 27 (5): 457–464.

[189] Hoberg AA, Ponto J, Nelson PJ, et al. Group interpersonal and social rhythm therapy for bipolar depression. Perspect Psychiatr Care, 2013, 49 (4): 226–234.

[190] Houston JP, Ketter TA, Case M, et al. Early symptom change and prediction of subsequent remission with olanzapine augmentation in divalproex-resistant bipolar mixed episodes. J Psychiatr Res, 2011, 45 (2): 169–173.

[191] Houston JP, Tohen M, Degenhardt EK, et al. Olanzapine-divalproex combination versus divalproex monotherapy in the treatment of bipolar mixed episodes: a double-blind, placebo-controlled study. J Clin Psychiatry, 2009, 70 (11): 1540–1547.

[192] Hu C, Xiang YT, Wang G, et al. Screening for bipolar disorder with the Mood Disorders Questionnaire in patients diagnosed as major depressive disorder - the experience in China. J Affect Disord, 2012, 141 (1): 40–46.

[193] Hua LL, Wilens TE, Martelon M, et al. Psychosocial functioning, familiality, and psychiatric comorbidity in bipolar youth with and without psychotic features. J Clin Psychiatry, 2011, 72 (3): 397-405.

[194] Hulshoff Pol HE, van Baal GC, Schnack HG, et al. Overlapping and segregating structural brain abnormalities in twins with schizophrenia or bipolar disorder. Arch Gen Psychiatry, 2012, 69 (4): 349-359.

[195] 郝伟. 精神科疾病临床诊疗规范教程. 北京：北京大学医学出版社, 2009.

[196] Ichim L, Berk M, Brook S. Lamotrigine compared with lithium in mania: a double-blind randomized controlled trial. Ann Clin Psychiatry, 2000, 12 (1): 5-10.

[197] Ifteni P, Correll CU, Nielsen J, et al. Rapid clozapine titration in treatment-refractory bipolar disorder. J Affect Disord, 2014, 166: 168-172.

[198] Janicak PG, Bresnahan DB, Sharma R, et al. A comparison of thiothixene with chlorpromazine in the treatment of mania. J Clin Psychopharmacol, 1988, 8 (1): 33-37.

[199] Joshi G, Petty C, Wozniak J, et al. A prospective open-label trial of paliperidone monotherapy for the treatment of bipolar spectrum disorders in children and adolescents. Psychopharmacology (Berl), 2013, 227 (3): 449-458.

[200] Joshi G, Wozniak J, Mick E, et al. A prospective open-label trial of extended-release carbamazepine monotherapy in children with bipolar disorder. J Child Adolesc Psychopharmacol, 2010, 20 (1): 7-14.

[201] Judd LL, Akiskal HS. The prevalence and disability of bipolar spectrum disorders in the US population: re-analysis of the ECA database taking into account subthreshold cases. J Affect Disord, 2003, 73 (1-2): 123-131.

[202] Judd LL, Schettler PJ, Akiskal H, et al. Prevalence and clinical significance of subsyndromal manic symptoms, including irritability and psychomotor agitation, during bipolar major depressive episodes. J Affect Disord, 2012, 138 (3): 440-448.

[203] Juruena MF, Ottoni GL, Machado-Vieira R, et al. Bipolar I and II disorder residual symptoms: oxcarbazepine and carbamazepine as add-on treatment to lithium in a double-blind, randomized trial. Prog Neuropsychopharmacol Biol Psychiatry, 2009, 33 (1): 94-99.

[204] Juuhl-Langseth M, Rimol LM, Rasmussen IA Jr, et al. Comprehensive segmentation of subcortical brain volumes in early onset schizophrenia reveals limited structural abnormalities. Psychiatry Res, 2012, 203 (1): 14-23.

[205] 江开达，邓厚才，邹文华.“一级症状”与情感性精神障碍. 上海精神医学，1991，3 (3)：116-118.

[206] 江开达，黄继中. 双相障碍. 北京：人民卫生出版社，2012.

[207] 金卫东，陈霞. 如何识别尚无躁狂发作的双相障碍？——介绍一种新概念：“软双相”. 精神医学杂志，2005，15 (4)：249-250.

[208] Kakkar AK, Rehan HS, Unni KE, et al. Comparative efficacy and safety of oxcarbazepine versus divalproex sodium in the treatment of acute mania: a pilot study. Eur Psychiatry, 2009, 24 (3): 178-182.

[209] Katsanos AH, Korantzopoulos P, Tsivgoulis G, et al. Electrocardiographic abnormalities and cardiac arrhythmias in structural brain lesions. Int J Cardiol, 2013, 167 (2): 328-334.

[210] Kauer-Sant'Anna M, Kapczinski F, Vieta E. Epidemiology and management of anxiety in patients with bipolar disorder. CNS Drugs, 2009, 23 (11): 953-964.

[211] Keck PE Jr, Bowden CL, Meinhold JM, et al. Relationship between serum valproate and lithium levels and efficacy and tolerability in bipolar maintenance therapy. Int J Psychiatry Clin Pract, 2005, 9 (4): 271-277.

[212] Keck PE Jr, Marcus R, Tourkodimitris S, et al. A placebo-controlled, double-blind study of the efficacy and safety of aripiprazole in patients with acute bipolar mania. Am J Psychiatry, 2003, 160 (9): 1651-1658.

[213] Keck PE Jr, Mendlwicz J, Calabrese JR, et al. A review of randomized, controlled clinical trials in acute mania. J Affect Disord, 2000, 59 Suppl 1: S31-S37.

[214] Keck PE Jr, Versiani M, Warrington L, et al. Long-term safety and efficacy of ziprasidone in subpopulations of patients with bipolar mania. J Clin Psychiatry, 2009, 70 (6): 844-851.

[215] Keedwell PA, Young AH. Emerging drugs for bipolar depression: an update. Expert Opin Emerg Drugs, 2014, 19 (1): 25-36.

[216] Kemp DE, Gao K, Fein EB, et al. Lamotrigine as add-on treatment to lithium and divalproex: lessons learned from a double-blind, placebo-controlled trial in rapid-cycling bipolar disorder. Bipolar Disord, 2012, 14 (7): 780-789.

[217] Kendall T, Morriss R, Mayo-Wilson E, et al. Assessment and management of bipolar disorder: summary of updated NICE guidance. BMJ, 2014, 349: g5673.

[218] Kilbourne AM, Post EP, Nossek A, et al. Improving medical and psychiatric outcomes among individuals with bipolar disorder: a randomized controlled trial. Psychiatr Serv, 2008, 59 (7): 760-768.

[219] Kleindienst N, Greil W. Differential efficacy of lithium and carbamazepine in the prophylaxis of bipolar disorder: results of the MAP study. Neuropsychobiology, 2000, 42 Suppl 1: 2-10.

[220] Kowatch RA, Suppes T, Carmody TJ, et al. Effect size of lithium, divalproex sodium, and carbamazepine in children and adolescents with bipolar disorder. J Am Acad Child Adolesc Psychiatry, 2000, 39 (6): 713-720.

[221] Kraszewska A, Chlopocka-Wozniak M, Abramowicz M, et al. A cross-sectional study of thyroid function in 66 patients with bipolar disorder receiving lithium for 10-44 years. Bipolar Disord, 2015, 17 (4): 375-380.

[222] Krishnan KR. Psychiatric, medical comorbidities of bipolar disorder. Psychosom Med, 2005, 67 (1): 1-8.

[223] Kroenke K, Spitzer RL, Williams JB. The PHQ-9: validity of a brief depression severity measure. J Gen Intern Med, 2001, 16 (9): 606-613.

[224] Kruger S, Shugar G, Cooke RG. Comorbidity of binge eating disorder and

the partial binge eating syndrome with bipolar disorder. Int J Eat Disord, 1996, 19 (1): 45-52.

[225] Kryzhanovskaya LA, Robertson-Plouch CK, Xu W, et al. The safety of olanzapine in adolescents with schizophrenia or bipolar I disorder: a pooled analysis of 4 clinical trials. J Clin Psychiatry, 2009, 70 (2): 247-258.

[226] Kuiper S, Curran G, Malhi GS. Why is soft bipolar disorder so hard to define? Aust N Z J Psychiatry, 2012, 46 (11): 1019-1025.

[227] Kuipers E, Yesufu-Udechuku A, Taylor C, et al. Management of psychosis and schizophrenia in adults: summary of updated NICE guidance. BMJ, 2014, 348: g1173.

[228] Kushner SF, Khan A, Lane R, et al. Topiramate monotherapy in the management of acute mania: results of four double-blind placebo-controlled trials. Bipolar Disord, 2006, 8 (1): 15-27.

[229] Lam DH, Watkins ER, Hayward P, et al. A randomized controlled study of cognitive therapy for relapse prevention for bipolar affective disorder: outcome of the first year. Arch Gen Psychiatry, 2003, 60 (2): 145-152.

[230] Langosch JM, Drieling T, Biedermann NC, et al. Efficacy of quetiapine monotherapy in rapid-cycling bipolar disorder in comparison with sodium valproate. J Clin Psychopharmacol, 2008, 28 (5): 555-560.

[231] Lee S, Ng KL, Tsang A. Community survey of the twelve-month prevalence and correlates of bipolar spectrum disorder in Hong Kong. J Affect Disord, 2009, 117 (1-2): 79-86.

[232] Leiknes KA, Cooke MJ, Jarosch-von Schweder L, et al. Electroconvulsive therapy during pregnancy: a systematic review of case studies. Arch Womens Ment Health, 2015, 18 (1): 1-39.

[233] Lenzi A, Marazziti D, Raffaelli S, et al. Effectiveness of the combination verapamil and chlorpromazine in the treatment of severe manic or mixed patients. Prog Neuropsychopharmacol Biol Psychiatry, 1995, 19 (3): 519-528.

[234] Lesem MD, Zajecka JM, Swift RH, et al. Intramuscular ziprasidone, 2 mg versus 10 mg, in the short-term management of agitated psychotic

patients. J Clin Psychiatry, 2001, 62 (1): 12-18.

[235] Leverich GS, Altshuler LL, Frye MA, et al. Risk of switch in mood polarity to hypomania or mania in patients with bipolar depression during acute and continuation trials of venlafaxine, sertraline, and bupropion as adjuncts to mood stabilizers. Am J Psychiatry, 2006, 163 (2): 232-239.

[236] Levy NA, Janicak PG. Calcium channel antagonists for the treatment of bipolar disorder. Bipolar Disord, 2000, 2 (2): 108-119.

[237] Li X, Nahas Z, Anderson B, et al. Can left prefrontal rTMS be used as a maintenance treatment for bipolar depression? Depress Anxiety, 2004, 20 (2): 98-100.

[238] Li Z, Zhang C, Fan J, et al. Brain-derived neurotrophic factor levels and bipolar disorder in patients in their first depressive episode: 3-year prospective longitudinal study. Br J Psychiatry, 2014, 205 (1): 29-35.

[239] Lydiard RB, Culpepper L, Schiöler H, et al. Quetiapine monotherapy as treatment for anxiety symptoms in patients with bipolar depression: a pooled analysis of results from 2 double-blind, randomized, placebo-controlled studies. Prim Care Companion J Clin Psychiatry, 2009, 11 (5): 215-225.

[240] Lynch D, Laws KR, McKenna PJ. Cognitive behavioural therapy for major psychiatric disorder: does it really work? A meta-analytical review of well-controlled trials. Psychol Med, 2010, 40 (1): 9-24.

[241] 刘晓滨，宋志彬. 拉莫三嗪对海洛因依赖者抑郁及焦虑障碍的治疗作用. 中国行为医学科学，2006，9 (2)：8-13.

[242] Macfadden W, Alphs L, Haskins JT, et al. A randomized, double-blind, placebo-controlled study of maintenance treatment with adjunctive risperidone long-acting therapy in patients with bipolar I disorder who relapse frequently. Bipolar Disord, 2009, 11 (8): 827-839.

[243] Machado-Vieira R, Soares JC, Lara DR, et al. A double-blind, randomized, placebo-controlled 4-week study on the efficacy and safety of the purinergic agents allopurinol and dipyridamole adjunctive to lithium in acute bipolar mania. J Clin Psychiatry, 2008, 69 (8): 1237-1245.

[244] MacMillan CM, Withney JE, Korndörfer SR, et al. Comparative clinical responses to risperidone and divalproex in patients with pediatric bipolar disorder. J Psychiatr Pract, 2008, 14 (3): 160-169.

[245] Macritchie KA, Geddes JR, Scott J, et al. Valproic acid, valproate and divalproex in the maintenance treatment of bipolar disorder. Cochrane Database Syst Rev, 2001, (3): CD003196.

[246] Magalhães PV, Dean OM, Bush AI, et al. N-acetyl cysteine add-on treatment for bipolar II disorder: a subgroup analysis of a randomized placebo-controlled trial. J Affect Disord, 2011, 129 (1-3): 317-320.

[247] Mainz V, Schulte-Rüther M, Fink GR, et al. Structural brain abnormalities in adolescent anorexia nervosa before and after weight recovery and associated hormonal changes. Psychosom Med, 2012, 74 (6): 574-582.

[248] Malhi GS, Adams D, Lampe L, et al. Clinical practice recommendations for bipolar disorder. Acta Psychiatr Scand Suppl, 2009, (439): 27-46.

[249] Malhi GS, Bargh DM, Coulston CM, et al. Predicting bipolar disorder on the basis of phenomenology: implications for prevention and early intervention. Bipolar Disord, 2014, 16 (5): 455-470.

[250] Mallinger AG, Thase ME, Haskett R, et al. Verapamil augmentation of lithium treatment improves outcome in mania unresponsive to lithium alonc: preliminary findings and a discussion of therapeutic mechanisms. Bipolar Disord, 2008, 10 (8): 856-866.

[251] Manna V. Bipolar affective disorders and role of intraneuronal calcium. Therapeutic effects of the treatment with lithium salts and/or calcium antagonist in patients with rapid polar inversion. Minerva Med, 1991, 82 (11): 757-763.

[252] Marcus R, Khan A, Rollin L, et al. Efficacy of aripiprazole adjunctive to lithium or valproate in the long-term treatment of patients with bipolar I disorder with an inadequate response to lithium or valproate monotherapy: a multicenter, double-blind, randomized study. Bipolar Disord, 2011, 13 (2): 133-144.

[253] Marino J, English C, Caballero J, et al. The role of paliperidone extended

release for the treatment of bipolar disorder. Neuropsychiatr Dis Treat, 2012, 8: 181-189.

[254] Miller S, Chang KD, Ketter TA. Attention-deficit hyperactivity disorder - bipolar comorbidity in children and adolescents. Bipolar Disord, 2006, 8 (4): 373-381.

[255] Mazza M, Squillacioti MR, Pecora RD, et al. Beneficial acute antidepressant effects of aripiprazole as an adjunctive treatment or monotherapy in bipolar patients unresponsive to mood stabilizers: results from a 16-week open-label trial. Expert Opin Pharmacother, 2008, 9 (18): 3145-3149.

[256] McElroy SL. Diagnosing and treating comorbid (complicated) bipolar disorder. J Clin Psychiatry, 2004, 65 (15) : 35-44.

[257] McElroy SL, Altshuler LL, Suppes T, et al. Axis I psychiatric comorbidity and its relationship to historical illness variables in 288 patients with bipolar disorder. Am J Psychiatry, 2001, 158 (3): 420-426.

[258] McElroy SL, Frye MA, Altshuler LL, et al. A 24-week, randomized, controlled trial of adjunctive sibutramine versus topiramate in the treatment of weight gain in overweight or obese patients with bipolar disorders. Bipolar Disord, 2007, 9 (4): 426-434.

[259] McElroy SL, Keck PE Jr. Metabolic syndrome in bipolar disorder: a review with a focus on bipolar depression. J Clin Psychiatry, 2014, 75 (1): 46-61.

[260] McElroy SL, Martens BE, Creech RS, et al. Randomized, double-blind, placebo-controlled study of divalproex extended release loading monotherapy in ambulatory bipolar spectrum disorder patients with moderate-to-severe hypomania or mild mania. J Clin Psychiatry, 2010, 71 (5): 557-565.

[261] McElroy SL, Weisler RH, Chang W, et al. A double-blind, placebo-controlled study of quetiapine and paroxetine as monotherapy in adults with bipolar depression (EMBOLDEN II). J Clin Psychiatry, 2010, 71 (2): 163-174.

[262] McElroy SL, Zarate CA, Cookson J, et al. A 52-week, open-label continuation study of lamotrigine in the treatment of bipolar depression. J Clin Psychiatry, 2004, 65 (2): 204–210.

[263] McGuffin P, Rijsdijk F, Andrew M, et al. The heritability of bipolar affective disorder and the genetic relationship to unipolar depression. Arch Gen Psychiatry, 2003, 60 (5): 497–502.

[264] McIntyre RS. Topiramate versus bupropion SR when added to mood stabilizer therapy for the depressive phase of bipolar disorder: a preliminary single-blind study. Bipolar Disord, 2002, 4 (3): 207–213.

[265] McIntyre RS, Brecher M, Paulsson B, et al. Quetiapine or haloperidol as monotherapy for bipolar mania-a 12-week, double-blind, randomised, parallel-group, placebo-controlled trial. Eur Neuropsychopharmacol, 2005, 15 (5): 573–585.

[266] McIntyre RS, Cohen M, Zhao J, et al. A 3-week, randomized, placebo-controlled trial of asenapine in the treatment of acute mania in bipolar mania and mixed states. Bipolar Disord, 2009, 11 (7): 673–686.

[267] McIntyre RS, Cohen M, Zhao J, et al. Asenapine versus olanzapine in acute mania: a double-blind extension study. Bipolar Disord, 2009, 11 (8): 815–826.

[268] McIntyre RS, Cohen M, Zhao J, et al. Asenapine in the treatment of acute mania in bipolar I disorder: a randomized, double-blind, placebo-controlled trial. J Affect Disord, 2010, 122 (1–2): 27–38.

[269] McIntyre RS, Cohen M, Zhao J, et al. Asenapine for long-term treatment of bipolar disorder: a double-blind 40-week extension study. J Affect Disord, 2010, 126 (3): 358–365.

[270] Medda P, Perugi G, Zanello S, et al. Comparative response to electroconvulsive therapy in medication-resistant bipolar I patients with depression and mixed state. J ECT, 2010, 26 (2): 82–86.

[271] Meehan K, Zhang F, David S, et al. A double-blind, randomized comparison of the efficacy and safety of intramuscular injections of olanzapine, lorazepam, or placebo in treating acutely agitated patients diagnosed with bipolar mania. J Clin Psychopharmacol, 2001, 21 (4):

389-397.

[272] Merikangas KR, Jin R, He JP, et al. Prevalence and correlates of bipolar spectrum disorder in the world mental health survey initiative. Arch Gen Psychiatry, 2011, 68 (3): 241-251.

[273] Merikangas KR, Akiskal HS, Angst J, et al. Lifetime and 12-month prevalence of bipolar spectrum disorder in the National Comorbidity Survey replication. Arch Gen Psychiatry, 2007, 64 (5): 543-552.

[274] Mezuk B, Morden NE, Ganoczy D, et al. Anticonvulsant use, bipolar disorder, and risk of fracture among older adults in the Veterans Health Administration. Am J Geriatr Psychiatry, 2010, 18 (3): 245-255.

[275] Miklowitz DJ. Adjunctive psychotherapy for bipolar disorder: state of the evidence. Am J Psychiatry, 2008, 165 (11): 1408-1419.

[276] Miklowitz DJ, Axelson DA, Birmaher B, et al. Family-focused treatment for adolescents with bipolar disorder: results of a 2-year randomized trial. Arch Gen Psychiatry, 2008, 65 (9): 1053-1061.

[277] Miklowitz DJ, Axelson DA, George EL, et al. Expressed emotion moderates the effects of family-focused treatment for bipolar adolescents. J Am Acad Child Adolesc Psychiatry, 2009, 48 (6): 643-651.

[278] Miklowitz DJ, Chang KD, Taylor DO, et al. Early psychosocial intervention for youth at risk for bipolar I or II disorder: a one-year treatment development trial. Bipolar Disord, 2011, 13 (1): 67-75.

[279] Miklowitz DJ, Schneck CD, Singh MK, et al. Early intervention for symptomatic youth at risk for bipolar disorder: a randomized trial of family-focused therapy. J Am Acad Child Adolesc Psychiatry, 2013, 52 (2): 121-131.

[280] Minnai GP, Salis PG, Oppo R, et al. Effectiveness of maintenance electroconvulsive therapy in rapid-cycling bipolar disorder. J ECT, 2011, 27 (2): 123-126.

[281] Mitchell PB, Goodwin GM, Johnson GF, et al. Diagnostic guidelines for bipolar depression: a probabilistic approach. Bipolar Disord, 2008, 10 (1 Pt 2): 144-152.

[282] Mohan TS, Tharyan P, Alexander J, et al. Effects of stimulus intensity on

the efficacy and safety of twice-weekly, bilateral electroconvulsive therapy (ECT) combined with antipsychotics in acute mania: a randomised controlled trial. Bipolar Disord, 2009, 11 (2): 126-134.

[283] Mohr WK. Bipolar disorder in children. J Psychosoc Nurs Ment Health Serv, 2001, 39 (3): 12-23.

[284] Mosolov SN, Kostiukova EG, Kapiletti SG, et al. Open randomized comparative twelve-week study of lithium and valproate in manic episode. Zh Nevrol Psikhiatr Im S S Korsakova, 2009, 109 (11): 47-52.

[285] Mosolov SN, EG Kostiukova, Ladyzhenskii M. Comparative efficacy and tolerability of carbamazepine and oxcarbazepine during long therapy of patients with bipolar and schizoaffective disorders. Zh Nevrol Psikhiatr Im S S Korsakova, 2009, 109 (10): 36-41.

[286] Mueser KT, Drake RE, Wallach MA. Dual diagnosis: a review of etiological theories. Addict Behav, 1998, 23 (6): 717-734.

[287] Mufson L, Weissman MM, Moreau D, et al. Efficacy of interpersonal psychotherapy for depressed adolescents. Arch Gen Psychiatry, 1999, 56 (6): 573-579.

[288] Muzina DJ, Gao K, Kemp DE, et al. Acute efficacy of divalproex sodium versus placebo in mood stabilizer-naive bipolar I or II depression: a double-blind, randomized, placebo-controlled trial. J Clin Psychiatry, 2011, 72 (6): 813-819.

[289] 马燕桃，于欣，魏镜，等. 双极性指标对抑郁发作患者中双相障碍的识别效能. 中华精神科杂志，2013，46（5）：271-276.

[290] Nahas Z, Kozel FA, Li X, et al. Left prefrontal transcranial magnetic stimulation (TMS) treatment of depression in bipolar affective disorder: a pilot study of acute safety and efficacy. Bipolar Disord, 2003, 5 (1): 40-47.

[291] Nejtek VA, Avila M, Chen LA, et al. Do atypical antipsychotics effectively treat co-occurring bipolar disorder and stimulant dependence? A randomized, double-blind trial. J Clin Psychiatry, 2008, 69 (8): 1257-1266.

[292] Ng F, Mammen OK, Wilting I, et al. International Society for Bipolar

Disorders. The International Society for Bipolar Disorders (ISBD) consensus guidelines for the safety monitoring of bipolar disorder treatments. Bipolar Disord, 2009, 11 (6): 559-595.

[293] Nielsen J, Kane JM, Correll CU. Real-world effectiveness of clozapine in patients with bipolar disorder: results from a 2-year mirror-image study. Bipolar Disord, 2012, 14 (8): 863-869.

[294] Nierenberg AA, Friedman ES, Bowden CL, et al. Lithium treatment moderate-dose use study (LiTMUS) for bipolar disorder: a randomized comparative effectiveness trial of optimized personalized treatment with and without lithium. Am J Psychiatry, 2013, 170 (1): 102-110.

[295] Nivoli AM, Murru A, Goikolea JM, et al. New treatment guidelines for acute bipolar mania: a critical review. J Affect Disord, 2012, 140 (2): 125-141.

[296] Nolen WA, Weisler RH. The association of the effect of lithium in the maintenance treatment of bipolar disorder with lithium plasma levels: a post hoc analysis of a double-blind study comparing switching to lithium or placebo in patients who responded to quetiapine (Trial 144). Bipolar Disord, 2013, 15 (1): 100-109.

[297] Okuma T, Inanaga K, Otsuki S, et al. Comparison of the antimanic efficacy of carbamazepine and chlorpromazine: a double-blind controlled study. Psychopharmacology (Berl), 1979, 66 (3): 211-217.

[298] Oostervink F, Boomsma MM, Nolen WA. Bipolar disorder in the elderly;, different effects of age and of age of onset. J Affect Disord, 2009, 116 (3): 176-183.

[299] Oquendo MA, Galfalvy HC, Currier D, et al. Treatment of suicide attempters with bipolar disorder: a randomized clinical trial comparing lithium and valproate in the prevention of suicidal behavior. Am J Psychiatry, 2011, 168 (10): 1050-1056.

[300] Otto MW, Simon NM, Wisniewski SR, et al. Prospective 12-month course of bipolar disorder in out-patients with and without comorbid anxiety disorders. Br J Psychiatry, 2006, 189: 20-25.

[301] Pallanti S, Grassi G, Antonini S, et al. rTMS in resistant mixed states:

an exploratory study. J Affect Disord , 2014, 157: 66-71.

[302] Pande AC, Crockatt JG, Janney CA, et al. Gabapentin in bipolar disorder: a placebo-controlled trial of adjunctive therapy. Gabapentin Bipolar Disorder Study Group. Bipolar Disord, 2000, 2 (3 Pt 2): 249-255.

[303] Parikh SV, Zaretsky A, Beaulieu S, et al. A randomized controlled trial of psychoeducation or cognitive-behavioral therapy in bipolar disorder: a Canadian Network for Mood and Anxiety treatments (CANMAT) study [CME]. J Clin Psychiatry, 2012, 73 (6): 803-810.

[304] Parker G, Tully L, Olley A, et al. SSRIs as mood stabilizers for Bipolar II Disorder? A proof of concept study. J Affect Disord, 2006, 92 (2-3): 205-214.

[305] Patel NC, DelBello MP, Bryan HS, et al. Open-label lithium for the treatment of adolescents with bipolar depression. J Am Acad Child Adolesc Psychiatry, 2006, 45 (3): 289-297.

[306] Paterniti S Bisserbe JC. Pharmacotherapy for bipolar disorder and concordance with treatment guidelines: survey of a general population sample referred to a tertiary care service. BMC Psychiatry, 2013, 13: 211.

[307] Pathak S, Findling RL, Earley WR, et al. Efficacy and safety of quetiapine in children and adolescents with mania associated with bipolar I disorder: a 3-week, double-blind, placebo-controlled trial. J Clin Psychiatry, 2013, 74 (1): 100-109.

[308] Patkar A, Gilmer W, Pae CU, et al. A 6 week randomized double-blind placebo-controlled trial of ziprasidone for the acute depressive mixed state. PLoS One , 2012, 7 (4): e34757.

[309] Pavuluri MN, Passarotti AM, Lu LH, et al. Double-blind randomized trial of risperidone versus divalproex in pediatric bipolar disorder. Bipolar Disord , 2010, 12 (6): 593-605.

[310] Peng Z, Lui SS, Cheung EF, et al. Brain structural abnormalities in obsessive-compulsive disorder: converging evidence from white matter and grey matter. Asian J Psychiatr, 2012, 5 (4): 290-296.

[311] Pérez V, Puiigdemont D, Gilaberte I, et al. Grup de Recerca en Trastorns Afectius. Augmentation of fluoxetine's antidepressant action by pindolol: analysis of clinical, pharmacokinetic, and methodologic factors. J Clin Psychopharmacol, 2001, 21 (1): 36-45.

[312] Perlick DA, Miklowitz DJ, Lopez N, et al. Family-focused treatment for caregivers of patients with bipolar disorder. Bipolar Disord, 2010, 12 (6): 627-637.

[313] Perlis RH, Ostacher MJ, Patel JK, et al. Predictors of recurrence in bipolar disorder: primary outcomes from the Systematic Treatment Enhancement Program for Bipolar Disorder (STEP-BD). Am J Psychiatry, 2006, 163 (2): 217-224.

[314] Perry EB, Berman RM, Sanacora G, et al. Pindolol augmentation in depressed patients resistant to selective serotonin reuptake inhibitors: a double-blind, randomized, controlled trial. J Clin Psychiatry, 2004, 65 (2): 238-243.

[315] Perugi G, Akiskal HS, Lattanzi L, et al. The high prevalence of "soft" bipolar (II) features in atypical depression. Compr Psychiatry, 1998, 39 (2): 63-71.

[316] Phillips ML Kupfer DJ. Bipolar disorder diagnosis: challenges and future directions. Lancet, 2013, 381 (9878): 1663-1671.

[317] Phillips MR, Zhang J, Shi Q, et al. Prevalence, treatment, and associated disability of mental disorders in four provinces in China during 2001-05: an epidemiological survey. Lancet, 2009, 373 (9680): 2041-2053.

[318] Poo SX, Agius M. Atypical Anti-Psychotics in Adult Bipolar Disorder: Current Evidence and Updates in the NICE guidelines. Psychiatr Danub, 2014, 26 (1): 322-329.

[319] Pope HG Jr. Distinguishing bipolar disorder from schizophrenia in clinical practice: guidelines and case reports. Hosp Community Psychiatry, 1983, 34 (4): 322-328.

[320] Popovic D, Reinares M, Goikolea JM, et al. Polarity index of pharmacological agents used for maintenance treatment of bipolar disorder.

Eur Neuropsychopharmacol, 2012, 22 (5): 339-346.

[321] Porcelli S, Balzarro B, de Ronchi D, et al. Quetiapine extended release: preliminary evidence of a rapid onset of the antidepressant effect in bipolar depression. J Clin Psychopharmacol, 2014, 34 (3): 303-306.

[322] Post RM, Altshuler LL, Leverich GS, et al. Mood switch in bipolar depression: comparison of adjunctive venlafaxine, bupropion and sertraline. Br J Psychiatry, 2006, 189: 124-131.

[323] Post RM, Frye MA, Denicoff KD, et al. Emerging trends in the treatment of rapid cycling bipolar disorder: a selected review. Bipolar Disord, 2000, 2 (4): 305-315.

[324] Prange AJ Jr, Wilson IC, Rabon AM, et al. Enhancement of imipramine antidepressant activity by thyroid hormone. Am J Psychiatry, 1969, 126 (4): 457-469.

[325] Prasko. Bipolar affective disorder and psychoeducation. Neuro Endocrinol Lett, 2013, 34 (2): 83-96.

[326] Prien RF, Caffey EM Jr, Klett CJ. Comparison of lithium carbonate and chlorpromazine in the treatment of mania. Report of the Veterans Administration and National Institute of Mental Health Collaborative Study Group. Arch Gen Psychiatry, 1972, 26 (2): 146-153.

[327] Provencher MD, Hawke LD, Thienot E. Psychotherapies for comorbid anxiety in bipolar spectrum disorders. J Affect Disord, 2011, 133 (3): 371-380.

[328] Quante A, Zeugmann S, Luborzewski A, et al. Aripiprazole as adjunct to a mood stabilizer and citalopram in bipolar depression: a randomized placebo-controlled pilot study. Hum Psychopharmacol, 2010, 25 (2): 126-132.

[329] 全国人民代表大会常务委员会. 中华人民共和国精神卫生法, 2012-10-26.

[330] Rakofsky JJ, Dunlop BW. Treating nonspecific anxiety and anxiety disorders in patients with bipolar disorder: a review. J Clin Psychiatry, 2011, 72 (1): 81-90.

[331] Redmond JR, Jamison KL, Bowden CL. Lamotrigine combined with

divalproex or lithium for bipolar disorder：a case series. CNS Spectr, 2006, 11（12）：915-918.

[332] Reinares M, Sánchez-Moreno J, Fountoulakis KN. Psychosocial interventions in bipolar disorder：what, for whom, and when. J Affect Disord, 2014, 156：46-55.

[333] Rendell JM, Gijsman HJ, Bauer MS, et al. Risperidone alone or in combination for acute mania. Cochrane Database Syst Rev, 2006, 25（1）：CD004043.

[334] Revicki DA, Hirschfeld RM, Ahearn EP, et al. Effectiveness and medical costs of divalproex versus lithium in the treatment of bipolar disorder：results of a naturalistic clinical trial. J Affect Disord, 2005, 86（2-3）：183-193.

[335] Richlan FM, Kronbichler, Wimmer H. Structural abnormalities in the dyslexic brain：a meta-analysis of voxel-based morphometry studies. Hum Brain Mapp, 2013, 34（11）：3055-3065.

[336] Rickels K, Amsterdam JD, Clary C, et al. Buspirone in major depression：a controlled study. J Clin Psychiatry, 1991, 52（1）：34-38.

[337] Ritter PS, Marx C, Bauer M, et al. The role of disturbed sleep in the early recognition of bipolar disorder：a systematic review. Bipolar Disord, 2011, 13（3）：227-237.

[338] Robertson Blackmore E, Craddock N, Walters J, et al. Is the perimenopause a time of increased risk of recurrence in women with a history of bipolar affective postpartum psychosis? A case series. Arch Womens Ment Health, 2008, 11（1）：75-78.

[339] Rosa AR, Cruz N, Franco C, et al. Why do clinicians maintain antidepressants in some patients with acute mania? Hints from the European Mania in Bipolar Longitudinal Evaluation of Medication（EMBLEM）, a large naturalistic study. J Clin Psychiatry, 2010, 71（8）：1000-1006.

[340] Rosa AR, Fountoulakis K, Siamouli M, et al. Is anticonvulsant treatment of mania a class effect? Data from randomized clinical trials. CNS Neurosci Ther, 2011, 17（3）：167-177.

[341] Rosso G, Bertetto N, Coppola I, et al. Mood stabilizers in the treatment of bipolar disorder mixed states. Riv Psichiatr, 201, 47 (4): 281-293.

[342] Sachs GS, Guille C, McMurrich SL. A clinical monitoring form for mood disorders. Bipolar Disord, 2002, 4 (5): 323-327.

[343] Sachs GS, Ice KS, Chappell PB, et al. Efficacy and safety of adjunctive oral ziprasidone for acute treatment of depression in patients with bipolar I disorder: a randomized, double-blind, placebo-controlled trial. J Clin Psychiatry, 2011, 72 (10): 1413-1422.

[344] Sachs GS. Effectiveness of adjunctive antidepressant treatment for bipolar depression. N Engl J Med, 2007, 356 (17): 1711-1722.

[345] Sajatovic M. Treatment of bipolar disorder in older adults. Int J Geriatr Psychiatry, 2002, 17 (9): 865-873.

[346] Sajatovic M, Al Jurdi R, Gildengers A, et al. Depression symptom ratings in geriatric patients with bipolar mania. Int J Geriatr Psychiatry, 2011, 26 (11): 1201-1208.

[347] Sajatovic M, Blow FC, Ignacio RV. Psychiatric comorbidity in older adults with bipolar disorder. Int J Geriatr Psychiatry, 2006, 21 (6): 582-587.

[348] Sajatovic M, Calabrese JR, Mullen J. Quetiapine for the treatment of bipolar mania in older adults. Bipolar Disord, 2008, 10 (6): 662-671.

[349] Sajatovic M, Gyulai L, Calabrese JR, et al. Maintenance treatment outcomes in older patients with bipolar I disorder. Am J Geriatr Psychiatry, 2005, 13 (4): 305-311.

[350] Sala R, Axelson DA, Castro-Fornieles J, et al. Comorbid anxiety in children and adolescents with bipolar spectrum disorders: prevalence and clinical correlates. J Clin Psychiatry, 2010, 71 (10): 1344-1350.

[351] Salzman C, Solomon D, Miyawaki E, et al. Parenteral lorazepam versus parenteral haloperidol for the control of psychotic disruptive behavior. J Clin Psychiatry, 1991, 52 (4): 177-180.

[352] Saricicek A, Maloney K, Muralidharan A, et al. Levetiracetam in the management of bipolar depression: a randomized, double-blind, placebo-controlled trial. J Clin Psychiatry, 2011, 72 (6): 744-750.

[353] Saunders EF, Nazir R, Kamali M, et al. Gender differences, clinical correlates, and longitudinal outcome of bipolar disorder with comorbid migraine. J Clin Psychiatry, 2014, 75 (5): 512-519.

[354] Schaffer A, Zuker P, Levitt A. Randomized, double-blind pilot trial comparing lamotrigine versus citalopram for the treatment of bipolar depression. J Affect Disord, 2006, 96 (1-2): 95-99.

[355] Scheffer RE, Tripathi A, Kirkpatrick FG, et al. Rapid quetiapine loading in youths with bipolar disorder. J Child Adolesc Psychopharmacol, 2010, 20 (5): 441-445.

[356] Schouws SN, Comijs HC, Stek ML, et al. Cognitive impairment in early and late bipolar disorder. Am J Geriatr Psychiatry, 2009, 17 (6): 508-515.

[357] Schouws SN, Stek ML, Comijs HC, et al. Risk factors for cognitive impairment in elderly bipolar patients. J Affect Disord, 2010, 125 (1-3): 330-335.

[358] Scott J, Paykel E, Morriss R, et al. Cognitive-behavioural therapy for severe and recurrent bipolar disorders: randomised controlled trial. Br J Psychiatry, 2006, 188: 313-320.

[359] Sekhar S, Kalra B, Mendhekar DN, et al. Efficacy of sodium valproate and haloperidol in the management of acute mania: a randomized open-label comparative study. J Clin Pharmacol, 2010, 50 (6): 688-692.

[360] Selle V, Schalkwijk S, Vázquez GH, et al. Treatments for acute bipolar depression: meta-analyses of placebo-controlled, monotherapy trials of anticonvulsants, lithium and antipsychotics. Pharmacopsychiatry, 2014, 47 (2): 43-52.

[361] Sheehan DV, Harnett-Sheehan K, Hidalgo RB, et al. Randomized, placebo-controlled trial of quetiapine XR and divalproex ER monotherapies in the treatment of the anxious bipolar patient. J Affect Disord, 2013, 145 (1): 83-94.

[362] Sheehan DV, McElroy SL, Harnett-Sheehan K, et al. Randomized, placebo-controlled trial of risperidone for acute treatment of bipolar anxiety. J Affect Disord, 2009, 115 (3): 376-385.

[363] Shelton RC, Stahl SM. Risperidone and paroxetine given singly and in combination for bipolar depression. J Clin Psychiatry, 2004, 65 (12): 1715–1719.

[364] Shimizu M, Kubota Y, Mason R, et al. Selective deficit of autobiographical incident memory in subjects with bipolar disorder. Psychopathology, 2009, 42 (5): 318–324.

[365] Shopsin B, Gershon S, Thompson H, et al. Psychoactive drugs in mania. A controlled comparison of lithium carbonate, chlorpromazine, and haloperidol. Arch Gen Psychiatry, 1975, 32 (1): 34–42.

[366] Sidor MM, Macqueen GM. Antidepressants for the acute treatment of bipolar depression: a systematic review and meta-analysis. J Clin Psychiatry, 2011, 72 (2): 156–167.

[367] Sienaert P, Vansteelandt K, Demyttenaere K, et al. Ultra-brief pulse ECT in bipolar and unipolar depressive disorder: differences in speed of response. Bipolar Disord, 2009, 11 (4): 418–424.

[368] Sikdar S, Kulhara P, Avasthi A, et al. Combined chlorpromazine and electroconvulsive therapy in mania. Br J Psychiatry, 1994, 164 (6): 806–810.

[369] Silva MT, Zimmermann IR, Galvao TF, et al. Olanzapine plus fluoxetine for bipolar disorder: a systematic review and meta-analysis. J Affect Disord, 2013, 146 (3): 310–318.

[370] Simon AE, Borgwardt S, Riecher-Rössler A, et al. Moving beyond transition outcomes: meta-analysis of remission rates in individuals at high clinical risk for psychosis. Psychiatry Res, 2013, 209 (3): 266–272.

[371] Simon GE, Ludman EJ, Bauer MS, et al. Long-term effectiveness and cost of a systematic care program for bipolar disorder. Arch Gen Psychiatry, 2006, 63 (5): 500–508.

[372] Singh MK, Ketter TA, Chang KD. Atypical antipsychotics for acute manic and mixed episodes in children and adolescents with bipolar disorder: efficacy and tolerability. Drugs, 2010, 70 (4): 433–442.

[373] Skjelstad DV, Malt UF, Holte A. Symptoms and signs of the initial prodrome of bipolar disorder: a systematic review. J Affect Disord, 2010,

126 (1-2): 1-13.

[374] Small JG, Klapper MH, Kellams JJ, et al. Electroconvulsive treatment compared with lithium in the management of manic states. Arch Gen Psychiatry, 1988, 45 (8): 727-732.

[375] Smith DJ, Griffiths E, Poole R, et al. Beating Bipolar: exploratory trial of a novel Internet-based psychoeducational treatment for bipolar disorder. Bipolar Disord, 2011, 13 (5-6): 571-577.

[376] Smith LA, Cornelius VR, Azorin JM, et al. Valproate for the treatment of acute bipolar depression: systematic review and meta-analysis. J Affect Disord , 2010, 122 (1-2): 1-9.

[377] Sokolski KN, Conney JC, Brown BJ, et al. Once-daily high-dose pindolol for SSRI-refractory depression. Psychiatry Res, 2004, 125 (2): 81-86.

[378] Soloff PH, Pruitt P, Sharma M, et al. Structural brain abnormalities and suicidal behavior in borderline personality disorder. J Psychiatr Res, 2012, 46 (4): 516-525.

[379] Solomon DA, Leon AC, Maser JD, et al. Distinguishing bipolar major depression from unipolar major depression with the screening assessment of depression-polarity (SAD-P). J Clin Psychiatry, 2006, 67 (3): 434-442.

[380] Soutullo CA, Casuto LS, Keck PE Jr. Gabapentin in the treatment of adolescent mania: a case report. J Child Adolesc Psychopharmacol, 1998, 8 (1): 81-85.

[381] Spearing M. Bipolar Disorder. Bethesda, MA: National Institute of Mental Health, 2001.

[382] Spitzer RL. Structured Clinical Interview for DSM-III-R. New York: American Psychiatric Press, 1990.

[383] Spitzer RL. Structured Clinical Interview for DSM-III-R personality disorders (SCID-II). New York: American Psychiatric Press, 1987.

[384] Spitzer RL, Williams JB, Gibbon M, et al. The Structured Clinical Interview for DSM-III-R (SCID). I: History, rationale, and description. Arch Gen Psychiatry, 1992, 49 (8): 624-629.

[385] Sproule BA, Hardy BG, Shulman KI. Differential pharmacokinetics of

lithium in elderly patients. Drugs Aging, 2000, 16 (3): 165–177.
[386] Stahl S, Lombardo I, Loebel A, et al. Efficacy of ziprasidone in dysphoric mania: pooled analysis of two double-blind studies. J Affect Disord, 2010, 122 (1–2): 39–45.
[387] Stamm TJ, Lewitzka U, Sauer C, et al. Supraphysiologic doses of levothyroxine as adjunctive therapy in bipolar depression: a randomized, double-blind, placebo-controlled study. J Clin Psychiatry, 2014, 75 (2): 162–168.
[388] Stark Z, Pangrazio A, McGillivray G, et al. Association of severe autosomal recessive osteopetrosis and structural brain abnormalities: a case report and review of the literature. Eur J Med Genet, 2013, 56 (1): 36–38.
[389] Starkstein SE, Robinson RG. Affective disorders and cerebral vascular disease. Br J Psychiatry, 1989, 154: 170–182.
[390] Stedman M, Pettinati HM, Brown ES, et al. A double-blind, placebo-controlled study with quetiapine as adjunct therapy with lithium or divalproex in bipolar I patients with coexisting alcohol dependence. Alcohol Clin Exp Res, 2010, 34 (10): 1822–1831.
[391] Storosum JG, Wohlfarth T, Schene A, et al. Magnitude of effect of lithium in short-term efficacy studies of moderate to severe manic episode. Bipolar Disord, 2007, 9 (8): 793–798.
[392] Suppes T, Datto C, Minkwitz M, et al. Effectiveness of the extended release formulation of quetiapine as monotherapy for the treatment of acute bipolar depression. J Affect Disord, 2010, 121 (1–2): 106–115.
[393] Suppes T, Datto C, Minkwitz M, et al. Effectiveness of the extended release formulation of quetiapine as monotherapy for the treatment of acute bipolar depression. J Affect Disord, 2014, 168: 485–493.
[394] Suppes T, Leverich GS, Keck PE, et al. The Stanley Foundation Bipolar Treatment Outcome Network. II. Demographics and illness characteristics of the first 261 patients. J Affect Disord, 2001, 67 (1–3): 45–59.
[395] Suppes T, Marangell LB, Bernstein IH, et al. A single blind comparison of lithium and lamotrigine for the treatment of bipolar II depression. J

Affect Disord, 2008, 111 (2-3): 334-343.

[396] Suppes T, Rush AJ. Medication optimization during clozapine treatment. J Clin Psychiatry, 1996, 57 (7): 307-308.

[397] Suppes T, Vieta E, Gustafsson U, et al. Maintenance treatment with quetiapine when combined with either lithium or divalproex in bipolar I disorder: analysis of two large randomized, placebo-controlled trials. Depress Anxiety, 2013, 30 (11): 1089-1098.

[398] Suppes T, Vieta E, Liu S, et al. Maintenance treatment for patients with bipolar I disorder: results from a north american study of quetiapine in combination with lithium or divalproex (trial 127). Am J Psychiatry, 2009, 166 (4): 476-488.

[399] Swartz HA, Frank E, Cheng Y. A randomized pilot study of psychotherapy and quetiapine for the acute treatment of bipolar II depression. Bipolar Disord, 2012, 14 (2): 211-216.

[400] Swartz HA, Frank E, Frankel DR, et al. Psychotherapy as monotherapy for the treatment of bipolar II depression: a proof of concept study. Bipolar Disord, 2009, 11 (1): 89-94.

[401] Szegedi A, Zhao J, van Willigenburg A, et al. Effects of asenapine on depressive symptoms in patients with bipolar I disorder experiencing acute manic or mixed episodes: a post hoc analysis of two 3-week clinical trials. BMC Psychiatry, 2011, 11: 101.

[402] 沈其杰. 双相障碍防治指南. 北京：北京大学医学出版社，2007.

[403] 沈渔邨. 精神病学. 北京：人民卫生出版社，2009：559-560.

[404] Taieb O, Flament MF, Chevret S, et al. Clinical relevance of electroconvulsive therapy (ECT) in adolescents with severe mood disorder: evidence from a follow-up study. Eur Psychiatry, 2002, 17 (4): 206-212.

[405] Taieb O, Flament MF, Corcos M, et al. Electroconvulsive therapy in adolescents with mood disorder: patients' and parents' attitudes. Psychiatry Res, 2001, 104 (2): 183-190.

[406] Tamayo JM, Sutton VK, Mattei MA, et al. Effectiveness and safety of the combination of fluoxetine and olanzapine in outpatients with bipolar

depression: an open-label, randomized, flexible-dose study in Puerto Rico. J Clin Psychopharmacol, 2009, 29 (4): 358-361.

[407] Tamayo JM, Zarate CA Jr, Vieta E, et al. Level of response and safety of pharmacological monotherapy in the treatment of acute bipolar I disorder phases: a systematic review and meta-analysis. Int J Neuropsychopharmacol, 2010, 13 (6): 813-832.

[408] Thase ME, Macfadden W, Weisler RH, et al. Efficacy of quetiapine monotherapy in bipolar I and II depression: a double-blind, placebo-controlled study (the BOLDER II study). J Clin Psychopharmacol, 2006, 26 (6): 600-609.

[409] Tohen M, Greil W, Calabrese JR, et al. Olanzapine versus lithium in the maintenance treatment of bipolar disorder: a 12-month, randomized, double-blind, controlled clinical trial. Am J Psychiatry, 2005, 162 (7): 1281-1290.

[410] Tohen M, Kryzhanovskaya L, Carlson G, et al. Olanzapine versus placebo in the treatment of adolescents with bipolar mania. Am J Psychiatry, 2007, 164 (10): 1547-1556.

[411] Tohen M, McDonnell DP, Case M, et al. Randomised, double-blind, placebo-controlled study of olanzapine in patients with bipolar I depression. Br J Psychiatry, 2012, 201 (5): 376-382.

[412] Tohen M, Vieta E, Calabrese J, et al. Efficacy of olanzapine and olanzapine-fluoxetine combination in the treatment of bipolar I depression. Arch Gen Psychiatry, 2003, 60 (11): 1079-1088.

[413] Tohen M, Vieta E, Goodwin GM, et al. Olanzapine versus divalproex versus placebo in the treatment of mild to moderate mania: a randomized, 12-week, double-blind study. J Clin Psychiatry, 2008, 69 (11): 1776-1789.

[414] Tohen M, Zarate CA Jr, Hennen J, et al. The McLean-Harvard First-Episode Mania Study: prediction of recovery and first recurrence. Am J Psychiatry, 2003, 160 (12): 2099-2107.

[415] Totterdell P, Kellett S, Mansell W. Cognitive behavioural therapy for cyclothymia: cognitive regulatory control as a mediator of mood change.

Behav Cogn Psychother, 2012, 40 (4): 412-424.

[416] Tramontina S, Zeni CP, Ketzer CR, et al. Aripiprazole in children and adolescents with bipolar disorder comorbid with attention-deficit/hyperactivity disorder: a pilot randomized clinical trial. J Clin Psychiatry, 2009, 70 (5): 756-764.

[417] Tramontina S, Zeni CP, Pheula G, et al. Topiramate in adolescents with juvenile bipolar disorder presenting weight gain due to atypical antipsychotics or mood stabilizers: an open clinical trial. J Child Adolesc Psychopharmacol, 2007, 17 (1): 129-134.

[418] Tsai SY, Kuo CJ, Chung KH, et al. Cognitive dysfunction and medical morbidity in elderly outpatients with bipolar disorder. Am J Geriatr Psychiatry, 2009, 17 (12): 1004-1011.

[419] van der Loos ML, Mulder P, Hartong EG, et al. Long-term outcome of bipolar depressed patients receiving lamotrigine as add-on to lithium with the possibility of the addition of paroxetine in nonresponders: a randomized, placebo-controlled trial with a novel design. Bipolar Disord, 2011, 13 (1): 111-117.

[420] van der Loos ML, Mulder PG, Hartong EG, et al. Efficacy and safety of lamotrigine as add-on treatment to lithium in bipolar depression: a multicenter, double-blind, placebo-controlled trial. J Clin Psychiatry, 2009, 70 (2): 223-231.

[421] van Zaane J, van den Berg B, Draisma S, et al. Screening for bipolar disorders in patients with alcohol or substance use disorders: performance of the mood disorder questionnaire. Drug Alcohol Depend, 2012, 124 (3): 235-241.

[422] van Zaane J, van den Brink W, Draisma S, et al. The effect of moderate and excessive alcohol use on the course and outcome of patients with bipolar disorders: a prospective cohort study. J Clin Psychiatry, 2010, 71 (7): 885-893.

[423] Vázquez GH, Baldessarini RJ, Tondo L. Co-occurrence of anxiety and bipolar disorders: clinical and therapeutic overview. Depress Anxiety, 2014, 31 (3): 196-206.

[424] Vieta E, Berk M, Wang W, et al. Predominant previous polarity as an outcome predictor in a controlled treatment trial for depression in bipolar I disorder patients. J Affect Disord, 2009, 119 (1-3): 22-27.

[425] Vieta E, Bourin M, Sanchez R, et al. Effectiveness of aripiprazole v. haloperidol in acute bipolar mania: double-blind, randomised, comparative 12-week trial. Br J Psychiatry, 2005, 187: 235-242.

[426] Vieta E, Cruz N, García-Campayo J, et al. A double-blind, randomized, placebo-controlled prophylaxis trial of oxcarbazepine as adjunctive treatment to lithium in the long-term treatment of bipolar I and II disorder. Int J Neuropsychopharmacol, 2008, 11 (4): 445-452.

[427] Vieta E, Locklear J, Günther O, et al. Treatment options for bipolar depression: a systematic review of randomized, controlled trials. J Clin Psychopharmacol, 2010, 30 (5): 579-590.

[428] Vieta E, Manuel Goikolea J, Martínez-Arán A, et al. A double-blind, randomized, placebo-controlled, prophylaxis study of adjunctive gabapentin for bipolar disorder. J Clin Psychiatry, 2006, 67 (3): 473-477.

[429] Vieta E, Martinez-Arán A, Goikolea JM, et al. A randomized trial comparing paroxetine and venlafaxine in the treatment of bipolar depressed patients taking mood stabilizers. J Clin Psychiatry, 2002, 63 (6): 508-512.

[430] Vieta E, Montgomery S, Sulaiman AH, et al. A randomized, double-blind, placebo-controlled trial to assess prevention of mood episodes with risperidone long-acting injectable in patients with bipolar I disorder. Eur Neuropsychopharmacol, 2012, 22 (11): 825-835.

[431] Vieta E, Nieto E, Autet A, et al. A long-term prospective study on the outcome of bipolar patients treated with long-acting injectable risperidone. World J Biol Psychiatry, 2008, 9 (3): 219-224.

[432] Vieta E, Nuamah IF, Lim P, et al. A randomized, placebo- and active-controlled study of paliperidone extended release for the treatment of acute manic and mixed episodes of bipolar I disorder. Bipolar Disord, 2010, 12 (3): 230-243.

[433] Vieta E, Owen R, Baudelet C, et al. Assessment of safety, tolerability and effectiveness of adjunctive aripiprazole to lithium/valproate in bipolar mania: a 46-week, open-label extension following a 6-week double-blind study. Curr Med Res Opin, 2010, 26 (6): 1485-1496.

[434] Vieta E, Ramey T, Keller D, et al. Ziprasidone in the treatment of acute mania: a 12-week, placebo-controlled, haloperidol-referenced study. J Psychopharmacol, 2010, 24 (4): 547-558.

[435] Vieta E, Sánchez-Moreno J, Goikolea JM, et al. Adjunctive topiramate in bipolar II disorder. World J Biol Psychiatry, 2003, 4 (4): 172-176.

[436] Vieta E, Suppes T, Ekholm B, et al. Long-term efficacy of quetiapine in combination with lithium or divalproex on mixed symptoms in bipolar I disorder. J Affect Disord, 2012, 142 (1-3): 36-44.

[437] Vieta E, T'joen C, McQuade RD, et al. Efficacy of adjunctive aripiprazole to either valproate or lithium in bipolar mania patients partially nonresponsive to valproate/lithium monotherapy: a placebo-controlled study. Am J Psychiatry, 2008, 165 (10): 1316-1325.

[438] Vieta E, Valentí M. Pharmacological management of bipolar depression: acute treatment, maintenance, and prophylaxis. CNS Drugs, 2013, 27 (7): 515-529.

[439] Vieta E, Valentí M. Mixed states in DSM-5: implications for clinical care, education, and research. J Affect Disord, 2013, 148 (1): 28-36.

[440] Villari V, Rocca P, Fonzo V, et al. Oral risperidone, olanzapine and quetiapine versus haloperidol in psychotic agitation. Prog Neuropsychopharmacol Biol Psychiatry, 2008, 32 (2): 405-413.

[441] Virupaksha HS, Shashidhara B, Thirthalli J, et al. Comparison of electroconvulsive therapy (ECT) with or without anti-epileptic drugs in bipolar disorder. J Affect Disord, 2010, 127 (1-3): 66-70.

[442] Wagner EH, Austin BT, Von Korff M. Organizing care for patients with chronic illness. Milbank Q, 1996, 74 (4): 511-544.

[443] Wagner KD, Redden L, Kowatch RA, et al. A double-blind, randomized, placebo-controlled trial of divalproex extended-release in the treatment of bipolar disorder in children and adolescents. J Am Acad Child

Adolesc Psychiatry, 2009, 48 (5): 519-532.

[444] Wagner KD, Kowatch RA, Emslie GJ, et al. A double-blind, randomized, placebo-controlled trial of oxcarbazepine in the treatment of bipolar disorder in children and adolescents. Am J Psychiatry, 2006, 163 (7): 1179-1186.

[445] Wang M, Tong JH, Huang DS, et al. Efficacy of olanzapine monotherapy for treatment of bipolar I depression: a randomized, double-blind, placebo controlled study. Psychopharmacology (Berl), 2014, 231 (14): 2811-2818.

[446] Wang Z, Fan J, Gao K, et al. Neurotrophic tyrosine kinase receptor type 2 (NTRK2) gene associated with treatment response to mood stabilizers in patients with bipolar I disorder. J Mol Neurosci, 2013, 50 (2): 305-310.

[447] Wang Z, Gao K, Hong W, et al. Pharmacotherapy for acute mania and disconcordance with treatment guidelines: bipolar mania pathway survey (BIPAS) in mainland China. BMC Psychiatry, 2014, 14: 167.

[448] Wang Z, Gao K, Hong W, et al. Guidelines disconcordance in acute bipolar depression: data from the national Bipolar Mania Pathway Survey (BIPAS) in mainland China. PLoS One, 2014, 9 (4): e96096.

[449] Wang Z, Gao K, Kemp DE, et al. Lamotrigine adjunctive therapy to lithium and divalproex in depressed patients with rapid cycling bipolar disorder and a recent substance use disorder: a 12-week, double-blind, placebo-controlled pilot study. Psychopharmacol Bull, 2010, 43 (4): 5-21.

[450] Wang Z, Li Z, Chen J, et al. Association of BDNF gene polymorphism with bipolar disorders in Han Chinese population. Genes Brain Behav, 2012, 11 (5): 524-528.

[451] Warrington L, Lombardo I, Loebel A, et al. Ziprasidone for the treatment of acute manic or mixed episodes associated with bipolar disorder. CNS Drugs, 2007, 21 (10): 835-849.

[452] Weisler RH, Hirschfeld R, Cutler AJ, et al. Extended-release carbamazepine capsules as monotherapy in bipolar disorderpooled results

from two randomised, double-blind, placebo-controlled trials. CNS Drugs, 2006, 20 (3): 219-231.

[453] Weisler RH, Kalali AH, Ketter TA, et al. A multicenter, randomized, double-blind, placebo-controlled trial of extended-release carbamazepine capsules as monotherapy for bipolar disorder patients with manic or mixed episodes. J Clin Psychiatry, 2004, 65 (4): 478-484.

[454] Weisler RH, Keck PE Jr, Swann AC, et al. Extended-release carbamazepine capsules as monotheraCutler AJ, Ketter TA, Kalali AH, SPD417 Study Group py for acute mania in bipolar disorder: a multicenter, randomized, double-blind, placebo-controlled trial. J Clin Psychiatry, 2005, 66 (3): 323-330.

[455] Weisler RH, Nolen WA, Neijber A, et al. Trial 144 Study Investigators. Continuation of quetiapine versus switching to placebo or lithium for maintenance treatment of bipolar I disorder (Trial 144: a randomized controlled study). J Clin Psychiatry, 2011, 72 (11): 1452-1464.

[456] West AE, Jacobs RH, Westerholm R, et al. Child and family-focused cognitive-behavioral therapy for pediatric bipolar disorder: pilot study of group treatment format. J Can Acad Child Adolesc Psychiatry, 2009, 18 (3): 239-246.

[457] Whiteford HA, Degenhardt L, Rehm J, et al. Global burden of disease attributable to mental and substance use disorders: findings from the Global Burden of Disease Study 2010. Lancet, 2013, 382 (9904): 1575-1586.

[458] Wilson KC, Mottram PG, Vassilas CA. Psychotherapeutic treatments for older depressed people. Cochrane Database Syst Rev, 2008, (1): CD004853.

[459] Wilson MP, Pepper D, Currier GW, et al. The psychopharmacology of agitation: consensus statement of the american association for emergency psychiatry project Beta psychopharmacology workgroup. West J Emerg Med, 2012, 13 (1): 26-34.

[460] Woo YS, Bahk WM, Jon DI, et al. Risperidone in the treatment of mixed state bipolar patients: results from a 24-week, multicenter, open-label

study in Korea. Psychiatry Clin Neurosci, 2010, 64 (1): 28-37.

[461] Wozniak J, Biederman J, Kiely K, et al. Mania-like symptoms suggestive of childhood-onset bipolar disorder in clinically referred children. J Am Acad Child Adolesc Psychiatry, 1995, 34 (7): 867-876.

[462] Wozniak J, Faraone SV, Mick E, et al. A controlled family study of children with DSM-IV bipolar-I disorder and psychiatric co-morbidity. Psychol Med, 2010, 40 (7): 1079-1088.

[463] Wozniak J, Mick E, Waxmonsky J, et al. Comparison of open-label, 8-week trials of olanzapine monotherapy and topiramate augmentation of olanzapine for the treatment of pediatric bipolar disorder. J Child Adolesc Psychopharmacol, 2009, 19 (5): 539-545.

[464] Wu R, Fan J, Zhao J, et al. The relationship between neurotrophins and bipolar disorder. Expert Rev Neurother, 2014, 14 (1): 51-65.

[465] 吴文源，张明园. 社会精神医学. 北京：人民卫生出版社，2011.

[466] Xiang YT, Hu C, Wang G, et al. Prescribing patterns of antidepressants, antipsychotics and mood stabilizers in bipolar patients misdiagnosed with major depressive disorder in China. Hum Psychopharmacol, 2012, 27 (6): 626-631.

[467] Xiang YT, Zhang L, Wang G, et al. Sociodemographic and clinical features of bipolar disorder patients misdiagnosed with major depressive disorder in China. Bipolar Disord, 2013, 15 (2): 199-205.

[468] Xu J, Dydak U, Harezlak J, et al. Neurochemical abnormalities in unmedicated bipolar depression and mania: a 2D 1H MRS investigation. Psychiatry Res, 2013, 213 (3): 235-241.

[469] Yatham LN, Kennedy SH, O'Donovan C, et al. Canadian Network for Mood and Anxiety Treatments (CANMAT) guidelines for the management of patients with bipolar disorder: consensus and controversies. Bipolar Disord, 2005, 7 Suppl 3: 65-69.

[470] Yatham LN, Kennedy SH, O'Donovan C, et al. Canadian Network for Mood and Anxiety Treatments (CANMAT) guidelines for the management of patients with bipolar disorder: update 2007. Bipolar Disord, 2006, 8 (6): 721-739.

[471] Yatham LN, Kennedy SH, Parikh SV, et al. Canadian Network for Mood and Anxiety Treatments (CANMAT) and International Society for Bipolar Disorders (ISBD) collaborative update of CANMAT guidelines for the management of patients with bipolar disorder: update 2013. Bipolar Disord, 2013, 15 (1): 1–44.

[472] Yatham LN, Kennedy SH, Schaffer A, et al. Canadian Network for Mood and Anxiety Treatments (CANMAT) and International Society for Bipolar Disorders (ISBD) collaborative update of CANMAT guidelines for the management of patients with bipolar disorder: update 2009. Bipolar Disord, 2009, 11 (3): 225–255.

[473] Yatham LN, Vieta E, Young AH, et al. A double blind, randomized, placebo-controlled trial of quetiapine as an add-on therapy to lithium or divalproex for the treatment of bipolar mania. Int Clin Psychopharmacol, 2007, 22 (4): 212–220.

[474] Young AH. Review: lithium reduces the risk of suicide compared with placebo in people with depression and bipolar disorder. Evid Based Ment Health, 2013, 16 (4): 112.

[475] Young AH, McElroy SL, Bauer M, et al. A double-blind, placebo-controlled study of quetiapine and lithium monotherapy in adults in the acute phase of bipolar depression (EMBOLDEN I). J Clin Psychiatry, 2010, 71 (2): 150–162.

[476] Young AH, McElroy SL, Olausson B, et al. A randomised, placebo-controlled 52-week trial of continued quetiapine treatment in recently depressed patients with bipolar I and bipolar II disorder. World J Biol Psychiatry, 2014, 15 (2): 96–112.

[477] Young AH, Oren DA, Lowy A, et al. Aripiprazole monotherapy in acute mania: 12-week randomised placebo- and haloperidol-controlled study. Br J Psychiatry, 2009, 194 (1): 40–48.

[478] Young RC. Bipolar disorder in older persons: perspectives and new findings. Am J Geriatr Psychiatry, 2005, 13 (4): 265–267.

[479] Young RC, Gyulai L, Mulsant BH, et al. Pharmacotherapy of bipolar disorder in old age: review and recommendations. Am J Geriatr

Psychiatry, 2004, 12 (4): 342-357.

[480] Young RC, Klerman GL. Mania in late life: focus on age at onset. Am J Psychiatry, 1992, 149 (7): 867-876.

[481] 杨海晨, 彭红军, 刘铁榜. 中文版 32 项轻躁狂症状清单效度与信度. 中华行为医学与脑科学杂志, 2010, 19: 760-762.

[482] 于欣. 双相 II 型障碍诊断标准的宽严之争. 中华精神科杂志, 2013, 46 (5): 260-261.

[483] Zhang ZJ, Kang WH, Tan QR, et al. Adjunctive herbal medicine with carbamazepine for bipolar disorders: A double-blind, randomized, placebo-controlled study. J Psychiatr Res, 2007, 41 (3-4): 360-369.

[484] Zimbroff DL, Marcus RN, Manos G, et al. Management of acute agitation in patients with bipolar disorder: efficacy and safety of intramuscular aripiprazole. J Clin Psychopharmacol, 2007, 27 (2): 171-176.

[485] Zimmerman M. Misuse of the Mood Disorders Questionnaire as a case-finding measure and a critique of the concept of using a screening scale for bipolar disorder in psychiatric practice. Bipolar Disord, 2012, 14 (2): 127-134.

[486] Zornberg GL, Pope HG Jr. Treatment of depression in bipolar disorder: new directions for research. J Clin Psychopharmacol, 1993, 13 (6): 397-408.

[487] 张陈茜, 向小军, 郝伟. 双相障碍共患心血管疾病的研究进展. 中国临床心理学杂志, 2014, 22: 298-300.

[488] 赵靖平, 方贻儒. 双相障碍的早期识别. 中华精神科杂志, 2011, 44 (4):240-41.

[489] 中华人民共和国卫生部. 重性精神疾病管理治疗工作规范, 2012-04-12.

[490] 周东丰. 精神病学. 北京: 中华医学电子音像出版社, 2007.

[491] 朱玥, 马燕桃, 石川, 等. 双相抑郁与单相复发抑郁及精神分裂症神经认知功能特点比较. 中华精神科杂志, 2013, 46 (6): 325-329.

(马燕桃　汪作为　整理)